DE LA

SIPHYLIS ARTICULAIRE

PAR

Le Dr L. DEFONTAINE

Ancien interne en médecine et en chirurgie,
Et lauréat des hôpitaux de Paris

PARIS

A. DELAHAYE ET E. LECROSNIER, LIBRAIRES-ÉDITEURS

Place de l'Ecole-de-Médecine

—

1883

DE

LA SYPHYLIS ARTICULAIRE

DE LA

SIPHYLIS ARTICULAIRE

PAR

Le Dr L. DEFONTAINE

Ancien interne en médecine et en chirurgie,
Et lauréat des hôpitaux de Paris

PARIS

A. DELAHAYE, ET E. LECROSNIER LIBRAIRES-ÉDITEURS

Place de l'Ecole-de-Médecine

—

1883

DE LA

SYPHILIS ARTICULAIRE

———

INTRODUCTION.

Les travaux publiés sur le sujet qui nous occupe sont déjà nombreux. La syphilis articulaire semble néanmoins encore presque inconnue du plus grand nombre ; on la considère comme une rareté ; quelques-uns même la mettent en doute. Les auteurs qui ont écrit sur cette manifestation de l'infection syphilitique ont été souvent considérés comme voyant de la syphilis partout et quand même, là où elle existe et là où elle n'existe pas, à la façon des syphiliophobes ou des syphiliographes. C'est par suite de ces idées et quelquefois aussi d'une érudition incomplète que des erreurs de diagnostic graves ont été commises.

Bien que le dernier mot ne soit pas dit sur ce sujet et que beaucoup de points soient encore en litige, nous avons jugé utile de grouper autant que possible les données acquises par les travaux jusqu'ici publiés. Si nous avons ajouté quelques idées personnelles, c'est simplement dans le but de les soumettre au jugement des autres.

Nous avons fait suivre ce travail de celles de nos observations qui, se rattachant entièrement au sujet, nous ont paru les plus importantes. Nous y avons ajouté quelques observations inédites, et parmi les faits publiés nous avons choisi ceux qui nous ont paru avoir une importance fondamentale. Nous devons dire que nous ne nous rangeons pas à l'avis de quelques-uns qui considèrent comme non articulaires toutes les lésions qui n'atteignent pas la synoviale ou les cartilages.

Cette manière d'envisager les choses conduit à dire que souvent il n'y a pas de lésions articulaires et a permis à quelques-uns d'avancer que la syphilis articulaire n'existait pas, ce qui est un paradoxe basé sur un jeu de mots et propre à développer des idées fausses. Or, quand un homme a une gomme développée dans le tissu cellulo-fibreux du genou ou une hyperostose des condyles tibiaux et fémoraux, et se plaint lui-même de sa « *jointure* », est-il raisonnable de dire qu'il n'a rien d'articulaire? Peut-on dire que des affections qui ont été longtemps et qui, actuellement encore, sont souvent confondues avec des tumeurs blanches ou des arthrites, n'ont rien d'articulaire?

Nous désignerons donc sous le nom de syphilis articulaire, tous les accidents dus à cet empoisonnement et portant sur ce qui constitue et a toujours constitué une articulation, à savoir : extrémités osseuses, cartilages, synoviales et ligaments.

HISTORIQUE.

Un grand nombre des anciens auteurs qui ont écrit sur le mal vénérien ont signalé les douleurs des jointures. Mais ils ne font que des allusions assez vagues aux lésions articulaires, et ne les décrivent véritablement pas.

D'ailleurs, avant que la distinction entre la syphilis et la blennorrhagie n'ait été nettement établie, il eût été difficile de s'y reconnaître au milieu de faits aussi complexes. Hunter lui-même a écrit « qu'il n'a jamais vu la syphilis constitutionnelle attaquer les articulations » et c'est Babington (1), un de ses commentateurs, qui le premier admit que la syphilis pouvait agir sur les articulations à deux périodes différentes. Voici comment il s'exprime : « il se présente des cas où l'inflammation de la synoviale des articulations coïncide avec des symptômes secondaires non douteux de la syphilis... Dans ces cas, l'inflammation de la synoviale est aiguë et accompagnée par de la douleur, de la tension et de la rougeur superficielle cutanée, qui suffisent pour la faire distinguer de la forme lente et asthénique de la même affection que l'on observe fréquemment dans les cas de cachexie générale ». C'est là, comme on le voit, une donnée encore bien vague.

En 1837, Chomel (2), cherchant à établir le diagnostic différentiel du rhumatisme chronique, parle de la syphilis et montre qu'il connaissait un des principaux caractères que

(1) Hunter. Traité de la syphilis traduit par Richelot avec notes de Ricord, p. 565.

(2) Chomel. Leçons de clinique médicale. Rhumatisme et goutte, p. 34, 1837.

présentent ses manifestations articulaires, à savoir : la conservation des mouvements et leur exécution sans douleur
appréciable ; il signale l'hyperostose des extrémités articulaires qu'il considère comme rare et parle de l'hydarthrose. Il va même jusqu'à appeler du nom de pseudo-
rhumatisants les syphilitiques en question.

Telles sont les seules données acquises sur la syphilis
articulaire jusqu'en 1853 (1), époque à laquelle M. Richet,
dans un mémoire sur les tumeurs blanches (2), traita des
tumeurs blanches syphilitiques. Le travail de cet auteur
a été beaucoup attaqué, surtout depuis quelques années,
mais il n'en est pas moins vrai qu'il constitue le premier
essai sérieux sur les affections des jointures causées par la
syphilis. On y lit pour la première fois : « Je crois que la syphilis peut seule déterminer l'apparition de synovites et
d'ostéites articulaires chez des sujets ne présentant d'ailleurs aucun caractère scrofuleux. »

Les argument élevés contre l'œuvre de M. Richet sont
basés en partie sur une question de mots. Le nom de tumeur blanche a été attaqué, et comme aujourd'hui il est
pris dans un sens plus restreint et plus précis qu'autrefois ;
on s'écrie que la tumeur blanche syphilitique n'existe pas,
que M. Richet a fait erreur. Or, si on veut bien prendre la
peine de lire le mémoire en question, on verra que tout le
chapitre relatif à la syphilis est précisément fait dans le
but d'établir une distinction entre les manifestations articulaires de la syphilis et les arthropathies rhumatismales
ou scrofuleuses.

---

(1) Bonnet ne fait pas mention de la syphilis comme cause d'arthropathie et
Ricord dit n'avoir jamais rencontré de cas dans lesquels le virus syphilitique ait
déterminé d'une manière directe l'affection articulaire.

(2) Richet. Mémoire sur les tumeurs blanches (in mémoires de l'Académie de
médecine, 1853, t. XVII,)

Il est à coup sûr regrettable que des faits de symptômes et de nature différents aient été compris sous une même dénomination ; mais s'il y a eu erreur dans les mots, il n'y a pas eu erreur dans les choses ni dans les idées. M. Richet ne dit-il pas dans l'observation II des synovites : « Je fis prendre cette observation aux élèves du service, en les prévenant que ces sortes de gonflement du genou qu'on pourrait *confondre avec* l'hydarthrose chronique ou *une tumeur blanche* au début, constituaient une manifestation syphilitique dont le siège était la synoviale. » Les faits relatés par M. Richet ne sont pas indiscutables, et c'est sans doute parceque les cas qu'il a observés n'étaient pas de ceux dont la netteté entraîne la conviction, que l'existence de la syphilis articulaire a été contestée. Nous croyons néanmoins que la plupart d'entre eux, et surtout les cas I et II des ostéites articulaires, relevaient bien de la syphilis.

A l'époque de la publication du mémoire de M. Richet, le nom de tumeur blanche était pris dans le sens d'arthrite ou même d'arthropathie chronique, alors qu'aujourd'hui il n'est plus appliqué qu'aux arthropathies scrofulo-tuberculeuses. M. Richet, évitant un néologisme, a signalé comme constituant une simple variété des faits avec lesquels il eût pu et peut-être dû créer une affection nouvelle. Aujourd'hui il n'agirait certainement pas de même. L'erreur n'est qu'apparente. Il est regrettable que beaucoup s'y soient trompés.

Les deux variétés décrites par M. Richet : synovite et ostéo-synovite, ont été admises avec une légère modification par M. Lancereaux (1). Pour ce dernier, la synovite

(1) Mémoire communiqué à la Société de chirurgie. Septembre, 1863.

serait consécutive à l'inflammation du tissu cellulaire sous-synovial. C'est également M. Lancereaux qui, dans le mémoire dont nous venons de parler, fit le premier travail sérieux sur les manifestations articulaires de la période secondaire.

M. Fournier, à son tour, decrivit les manifestations articulaires dans ses leçons sur la syphilis chez la femme (1873) et dans la thèse de M. Vaffier (1).

Parmi les travaux plus récents sur le sujet, nous devons mentionner letravail bien fait de M. J. Voisin (2), la thèse de Danzat (1875) et celle de M. Plateau sur les épanchements articulaires syphilitiques (1877). Ce dernier établit une parfaite confusion dans les faits qu'il étudie, en mêlant dans une description commune les épanchements articulaires de la période secondaire et de la période tertiaire avec ou sans lésions périsynoviales ou osseuses.

Enfin notre collègue, M. Mericamp, vient de faire paraître sur les arthropathies syphilitiques tertiaires un travail fort intéressant qui marquera dans l'histoire de la syphilis articulaire. Nous aurons souvent à le citer, et si nous ne sommes pas toujours d'accord avec lui, il voudra bien nous le pardonner ; notre bonne amitié n'en souffrira pas.

Au moment ou nous terminons notre travail, M. Schuller a publié dans les Archives de Langenbeck (t. 28) une note dans laquelle il émet des opinions qui concordent souvent avec les faits déjà connus, et qui souvent aussi paraissent hypothétiques et peu conformes à ce qu'apprend la clinique. Nous les signalerons chemin faisant, surtout lorsque nous nous trouverons en désaccord avec elles.

(1) Du rhumatisme syphilitique. Th. de Paris, 1875.
(2) Contribution à l'étude des arthropathies syphilitiques. Thèse de Paris, 1875.

CLASSIFICATION ET DIVISION.

Les faits nous ont conduit à penser que les périodes de la syphilis sont artificiellement tracées, qu'en réalité les accidents profonds, généralement tardifs et dits tertiaires, peuvent être précoces, qu'inversement des accidents superficiels, peu graves, généralement précoces, peuvent apparaître tardivement, à l'époque dite tertiaire.

Ceux qui ont vu un assez grand nombre de syphilitiques, ont presque tous observé des gommes après quelques mois de syphilis ou des plaques muqueuses après de nombreuses années.

En conséquence, nous ne saurions admettre de ligne de démarcation tranchée entre la syphilis articulaire des périodes secondaire et tertiaire, et, tout en reconnaissant l'évidence : à savoir que l'hydarthrose syphilitique simple, comme la plaque muqueuse, est plus fréquente pendant ce temps que l'on désigne généralement du nom de période secondaire, nous constatons qu'on peut voir apparaître l'une et l'autre à une époque ultérieure. A quelque époque qu'elle apparaisse, nous ne saurions voir dans l'hydarthrose, comme dans la plaque muqueuse, qu'une seule et même manifestation.

Nous ne croyons donc pas pouvoir classer les accidents articulaires de la syphilis en secondaires et tertiaires, mais nous croyons être au contraire plus conforme à la réalité en les classant simplement suivant l'époque de la syphilis à laquelle ils apparaissent habituellement, sachant bien que, par exception plus ou moins rare, tel ou tel d'entre eux peut se montrer à un âge de la syphilis différent de celui qui lui donne ordinairement naissance.

Nous étudierons successivement :

Les arthralgies ;

Les arthrites subaiguës ;

Les hydarthroses ;

Les infiltrations gommeuses périsynoviales ;

Les ostéo-arthropathies, comprenant :

1° La variété gommeuse ou par gemme juxta-articulaire ;

2° La variété périostique ou par périostite juxta-articulaire ;

3° La variété hyperostosique, la plus importante, attribuable à une gomme intra-osseuse circonscrite ou diffuse (ostéite syphilitique).

Nous parlerons enfin des arthropathies qui ont été attribuées à la syphilis héréditaire.

ARTHRALGIES.

On a désigné sous ce nom des douleurs subjectives des articulations se montrant ordinairement au début de la syphilis. Elles précèdent généralement un peu les manifestations dites secondaires ; elles peuvent même précéder l'apparition du chancre, surtout si celui-ci a une incubation longue et devance peu la roséole. Cependant quelques auteurs les considèrent comme des accidents secondaires accompagnant la roséole dans les premiers temps de son apparition. On les constate chez le quinzième des malades en puissance de vérole (J. Voisin). Les douleurs sont plus vives la nuit, et quand le malade se lève, ses jointnres sont comme *rouillées,* mais une fois qu'il s'est forcé il n'en est plus de même, elles *se dépouillent par l'exercice* (Fournier).

Les articulations des épaules, des genoux, des poignets, des coudes et des chevilles sont les plus fréquemment atteintes (Fournier).

« Si on examine avec soin le point douloureux, on ne signale aucun gonflement et on ne perçoit aucune élévation de température. Les organes voisins de l'articulation, c'est-à-dire les muscles, tendons, gaines synoviales, surfaces osseuses, etc., ne sont pas douloureux, c'est l'articulation elle-même qui souffre et la douleur est provoquée soit par la pression seule, soit par le mouvement, soit par ces deux moyens réunis et elle est d'autant mieux perçue que l'articulation était au repos auparavant. Le malade compare

Lorsque le traitement est bien institué, les accidents disparaissent et ne laissent après eux aucun craquement. Dans le cas contraire, non seulement des craquements, mais de la roideur peuvent persister pendant très longtemps.

Nous n'avons vu signalé aucun caractère différentiel capable de distinguer bien nettement l'arthropathie qui nous occupe du rhumatisme vrai. M. Fournier base le diagnostic sur des différences dans l'intensité des manifestations, la coexistence de la syphilis et la persistance des accidents si un traitement convenable n'est pas institué. Le rhumatisme blennorrhagique lorsqu'il se manifeste par une arthrite aiguë, ne saurait prêter à la confusion et même dans les cas où il touche plusieurs articulations, il se localise dans une seule pour y amener les phénomènes d'une arthrite assez aiguë suivie de désordres plus ou moins graves. Il peut se compliquer d'accidents viscéraux et résister au traitement [anti-syphilitique, néanmoins on pourra encore être hésitant pendant quelques jours lorsqu'on se trouvera en présence d'un sujet atteint de blennorrhagie et porteur d'un chancre ou récemment intoxiqué par la syphilis.

M. Schuller pense que les arthrites séreuses aiguës ou subaiguës sont bien une manifestation du processus infectieux sur les articulations.

Il faut dire que les idées que nous venons d'exposer ne sont pas universellement admises et M. Després s'est élevé contre la spécificité de ces arthropathies. Nous ne voulons pas trancher la question, mais nous ferons remarquer que bien différentes en cela des arthropathies syphilitiques que nous décrirons plus loin, elles n'ont rien ni dans leurs caractères ni dans leur marche qui soit capable de les faire reconnaître et de les distinguer d'une façon positive des manifestations rhumatismales vraies. Pour M. Després ces

arthrites ne se manifesteraient que sur des sujets prédis-
posés au rhumatisme et chez qui la syphilis, cause de dépression générale, jouerait le rôle d'agent provocateur.

Elles guérissent quand on donne du mercure, mais elles
guériraient peut-être sans lui comme guérissent nombre
d'arthrites aiguës ou subaiguës que l'on voit disparaître
sans traitements actifs. Les douleurs qui les accompagnent
sont surtout nocturnes ; or, il est possible que la syphilis
leur imprime ce caractère et il n'y a pas de preuve indiscutable montrant qu'elles ne relèvent que de cette intoxication.

Il semble d'ailleurs logique de penser que si la syphilis
est la cause de ces arthrites, c'est par un mécanisme tout
différent de celui qui produit les arthropathies dont nous
parlerons plus loin. Nous verrons que celles-ci résultent
de véritables altérations organiques d'origine syphilitique
tandis qu'ici les arthrites se produiraient simplement par
suite de l'intoxication générale de l'organisme comme elles
se produisent dans un bon nombre d'autres affections graves et générales.

HYDARTHROSES.

L'hydarthrose survient sans phlegmasie aucune de l'articulation, sans cause externe ou interne autre que la syphilis et en l'absence d'antécédents rhumatismaux. Elle ne se manifeste par aucun symptôme capable de la distinguer des hydarthroses vulgaires. C'est un épanchement articulaire, et voilà tout. On ne peut être fixé sur sa nature qu'après un examen approfondi du sujet.

On peut voir l'hydarthrose précéder l'apparition des accidents secondaires ainsi que le montre une observation de M. Gérin-Roze, mais elle peut survenir pendant toute la période secondaire et même assez tardivement; ainsi, dans les deux cas rapportés par M. J. Voisin l'hydarthrose apparut au bout de trois ans de syphilis (1).

L'hydarthrose unique est la règle, mais les deux genoux peuvent être pris (obs. de Fournier, in th. de Plateau, p. 51, 52 et 59), on ne la voit guère aux autres articulations (Fournier).

(1) M. J. Voisin dit à ce sujet ; « On pourrait admettre cette manifestation syphilitique, comme un accident de transition au même degré que l'iritis par exemple ; cependant nous ne pouvons être le défenseur de cette opinion, d'autant plus que M. Fournier nous a montré que cette hydropisie articulaire était survenue, dans les cas qu'il avait observés, en pleine éruption secondaire et que la marche de l'hydropisie de ses malades était tout à fait semblable aux nôtres. Faudrait-il admettre deux variétés d'hydarthrose suivant l'époque à laquelle elle se montre ? Cette subdivision ne nous paraît pas rationnelle. » Nous dirons bientôt, en discutant l'existence des hydarthroses dites tertiaires, quelle est notre manière d'envisager la question.

Grâce au traitement spécifique, l'hydarthrose syphilitique guérit souvent au bout d'une quinzaine de jours, surtout dans les premiers temps de l'intoxication.

Quelquefois, sans cause appréciable, l'épanchement reparaît dans une articulation que l'on pouvait considérer comme guérie et cela sans aucune cause provocatrice (obs. in thèse de Plateau, p. 54), et malgré le traitement spécifique. Les retours de l'épanchement sont encore plus fréquents et plus persistants, si la nature de l'épanchement ayant été méconnue, il a fini par diminuer ou disparaître spontanément : on peut alors assister à la production d'alternatives d'augmentation et de diminution de l'épanchement, d'où il peut résulter un épaississement de plus en plus marqué de la synoviale (synovite de Richet).

C'est en général dans les syphilis fortes, à la période de plein développement des accidents dits secondaires, que l'hydarthrose apparaît. Elle rentre peut-être, ainsi que les arthrites subaiguës, dans le cadre de ces arthropathies des maladies infectieuses, qui ne se montrent que lorsque l'organisme est profondément touché.

A la période tertiaire, l'hydarthrose proprement dite existe-t-elle? C'est là une question qui mérite d'être posée, car si la présence de l'épanchement articulaire est le symptôme le plus saillant de la plupart des variétés de syphilis articulaire tertiaire dont nous parlerons, l'étude clinique, où la lecture *attentive* des observations, font bientôt remarquer que le plus souvent il n'est en réalité qu'un épiphénomène. Presque toujours il est accompagné de lésions du tissu cellulaire sous-synovial ou des os, lésions qui sont manifestement primitives et ont déterminé la production de l'épanchement articulaire par une irritation ou une gêne circulatoire dont le mécanisme intime nous échappe encore.

— C'est donc à tort, suivant nous, que M. Plateau, dans sa thèse, fait de l'hydarthrose l'élément principal.

Mais convient-il pour cela de nier l'existence de l'hydarthrose proprement dite? Nous ne le pensons pas. Si on n'a pu observer certains faits, on n'a pas pour cela le droit d'en nier l'existence et de mettre en doute la sagacité des observateurs.

M. Reclus nous parlait dernièrement d'un cas dans lequel, prévenu des doutes qui ont été énoncés sur l'hydarthrose syphilitique simple, il se livra à une exploration des plus attentives sans pouvoir découvrir aucune lésion primitive.

Nous allons citer des exemples authentiques d'hydarthrose syphilitique simple, survenus à la période et coïncidant avec des accidents dits tertiaires.

Ainsi, une des deux observations publiées par Taylor, de New-York, n'autorise guère d'autre étiquette que celle d'hydarthrose syphilitique tertiaire. Il s'agissait d'une femme de 22 ans, qui n'avait pas de rhumatisants dans sa famille, qui n'avait jamais eu ni rhumatisme ni gonorrhée, qui était syphilitique depuis trois ans. L'observateur dit : « Je constatai un épanchement considérable dans l'articulation, avec impossibilité de flexion, même légère. Malgré un examen approfondi, je ne pus découvrir aucune trace de l'épaississement de la membrane synoviale, épaississement décrit par Richet, quoique dans mon opinion, bien qu'il n'y eût pas de tendances marquées au dépôt de matières gommeuses, l'évolution chronique de la lésion pourrait bien avoir produit ce résultat. » Il est d'ailleurs à remarquer que non seulement l'épaississement de la synoviale faisait défaut, mais qu'il y avait un épanchement qui la distendait au point d'empêcher la flexion, même légère, ce qui n'est pas conforme à ce que l'on observe généralement dans les cas d'infiltration gommeuse péri synoviale. Il y avait des douleurs ostéocopes du tibia, et la pression de la tête du tibia et du fémur était quelque peu douloureuse.

Taylor donna à cette malade 16 milligrammes de sublimé et 3 grammes d'iodure de potassium. La guérison fut obtenue au bout de trois mois. « Pendant tout ce temps, le traitement fut uniquement interne et la malade ne se fit pas faute de se servir de son genou. » L'année suivante, la malade eut des douleurs ostéocopes et de la périostose du tibia, mais l'articulation ne fut prise en aucune façon.

On peut contester la nature syphilitique de la lésion, en se basant sur sa longue durée, malgré le traitement, et se retranchant derrière l'hypothèse d'une coïncidence d'hydarthrose simple avec la syphilis ; mais si on voit dans cette observation un fait d'arthropathie syphilitique, il nous semble bien qu'on ne saurait le faire rentrer dans les cas d'infiltration gommeuse péri synoviale.

Est-ce parce que le tibia et le fémur étaient quelque peu douloureux à la pression qu'on peut croire à une arthropathie d'origine osseuse ?

Force est bien de diagnostiquer : Hydarthrose.

L'argument le plus sérieux contre l'existence d'une hydarthrose tertiaire simple, dans le cas qui nous occupe, pourrait être basé sur ce fait, que la syphilis était relativement jeune, et on pourrait dire que l'arthropathie, dont la malade a souffert est une arthropathie de la période de transition, qu'elle présente par conséquent en grande partie les caractères des arthropathies secondaires.

La deuxième observation de Taylor peut encore être un objet de discussion. Il s'agit, en effet, d'une syphilis de 10 ans, qui donnait au malade des douleurs ostéocopes, avait provoqué le développement d'exostoses tibiales dures et volumineuses, et produit une hydarthrose d'abondance considérable. Or, un examen attentif démontra seulement un épaississement de la synoviale. La guérison ne fut complète qu'après quatre mois de traitement ; mais, en dehors du traitement interne, il n'y eut qu'un liniment au nitrate de mercure et à l'huile de cade, et pas d'immobilisation de l'article.

S'agissait-il là d'une infiltration gommeuse diffuse du tissu cellulaire péri synovial, n'ayant pas encore eu le temps de donner lieu à la formation de masses gommeuses facilement appréciables? Il est difficile de l'admettre. Y aurait-il eu quelques lésions osseuses provocatrices? Mais les exostoses du tibia ont été notées, tandis qu'il n'est pas dit qu'il y ait eu la moindre lésion osseuse au voisinage de la jointure, et l'existence de douleurs ostéocopes ne suffit pas pour permettre d'en supposer l'existence.

S'agissait-il simplement d'une hydarthrose analogue à celle qui accompagne les accidents secondaires? La coexistence d'ulcères muqueux semblerait autoriser cette interprétation, mais il est bien difficile d'admettre qu'après dix ans de syphilis, alors qu'il existe des exostoses, on ait le droit de considérer comme secondaires les accidents articulaires syphilitiques.

Quelque discutables que soient ces faits, quelque discutés qu'ils puissent être, on voit qu'il est difficile de rejeter sans discussion l'hydarthrose tertiaire. On le fera bien moins facilement encore si on prend en considération les deux observations typiques que M. Verneuil a publiées dans *la Gazette hebdomadaire.*

Dans le premier cas, le malade atteint d'hydarthrose présentait des indices certains de syphilides ulcéreuses guéries. Il portait sur la face interne du tibia une tuméfaction légèrement douloureuse et survenue sans que le malade s'en soit aperçue.

— La guérison eut lieu *en vingt jours* par le *traitement spécifique seul.*

M. Verneuil ajoute : « Il s'agissait en réalité d'une *hydarthrose contemporaine des accidents tertiaires.* On pourrait croire que l'hydropisie articulaire résultait de la propagation jusqu'à la synoviale de l'ostéite du tibia. Je ferai remarquer que cette ostéite était très légère, localisée dans les couches superficielles de l'os, située à *plus de 13 centimètres de la jointure, et séparée d'elle par l'épiphyse supérieure du tibia tout à fait saine et encore distincte de la diaphyse à cet âge* » (obs. I).

On ne saurait s'exprimer avec plus de netteté, et il est certain que, dans 'opinion du professeur Verneuil, il y avait là une hydarthrose tertiaire ne dépendant d'aucune lésion locale ayant pu la déterminer par irritation de voisinage.

Pour nous, une telle observation doit faire admettre l'hydarthrose tertiaire, bien que l'absence d'épaississement de la synoviale ou de toute masse indurée à son pourtour ne soit pas spécifiée.

Supposer que M. Verneuil a mal exploré et mal observé, que, par suite, une masse gommeuse périsynoviale lui a échappé, serait faire une hypothèse gratuite pour le plaisir de contester. Un tel observateur n'a rien laissé échapper dans un cas sur lequel son attention s'est évidemment portée d'une façon toute particulière.

La deuxième observation publiée par M. Verneuil ne présente guère moins d'intérêt. Là, il est spécifié que la synoviale n'était ni épaisse ni fongueuse, et la syphilis datait de cinq ans. Le malade portait des gommes. Il guérit rapidement par le traitement spécifique, et bien qu'il eût été aidé par l'immobilisation, la nature syphilitique du mal n'en est pas moins indiscutable.

Ce fait a également une valeur capitale, malgré la présence d'une gomme sur le genou qui était atteint d'hydarthrose, et M. Verneuil le fait bien remarquer lui-même en disant (obs. II) : « Ce fait présente de curieux la coexistence en une même région de deux lésions bien distinctes : l'hydarthrose et la tumeur gommeuse. Il est difficile de déterminer quelle influence elles ont eue l'une sur l'autre. *On pourrait croire que l'hydropisie a eu pour cause l'irritation de voisinage causée par la gomme, mais celle-ci ne s'est montrée que tardivement, quinze mois après le début du gonflement articulaire*, lequel d'ailleurs a envahi tout d'abord le côté opposé de la jointure. *Comme dans l'observation précédente, l'hydarthrose est* donc *née directement sous l'influence de la syphilis*, et peut-être faut-il lui rapporter la détermination locale de l'éruption gommeuse. »

La thèse de M. Plateau renferme une observation de M. Fournier, dans laquelle une femme syphilitique depuis quatre ans, porteuse d'une exostose considérable de la clavicule et atteinte d'une hydarthrose volumineuse et indolente dont le début remonte a deux ans, guérit complétement de son hydarthrose, au bout de quatre semaines de traitement par l'iodure de potassium (obs. III).

La même thèse renferme une observation d'hydarthrose simple constituant un des éléments d'un pseudo-rhumatisme syphilitique ayant, par conséquent, toute l'allure d'une hydarthrose dite secondaire, et coïncidant avec des accidents tertiaires (obs. IV).

L'observation V pourrait encore être l'objet de discussions interminables.

On peut supposer que le tibia était malade tout entier, puisqu'il est dit qu'il était douloureux et que l'hydarthrose du genou n'est que la conséquence de son altération ; mais on ne trouve notée aucune lésion de son extrémité supérieure. Or, il est dit que le tiers ou la moitié inférieure de l'os étaient le siége d'altérations graves (ce qui suffit à expliquer la douleur dans le reste de l'os même supposé sain), et aucune arthropathie tibio-tarsienne n'est notée. Il serait au moins bizarre de croire que la lésion osseuse respecte l'articulation voisine pour toucher l'articulation éloignée. Rien n'oblige de refuser à la syphilis qui altère ici tous les tissus, le pouvoir de porter atteinte aux fonctions de la synoviale.

Mais revenons aux faits précédents : Une erreur dans un cas isolé peut être le résultat d'un examen trop rapide et incomplet, mais on ne saurait croire à son existence pour des cas étudiés et commentés.

De plus, bien que toutes les observations n'aient pas la même précision et la même valeur que celles de M. Verneuil, ne viennent-elles pas les corroborer ?

Ceux qui veulent rejeter l'hydarthrose tertiaire peuvent encore se retrancher derrière l'hypothèse d'une lésion extra-synoviale irritative, cachée en un point inaccessible à la palpation. Il est certain qu'une gomme, une périostite ou une ostéite syphilitique située entre les condyles fémoraux ou à la face postérieure de l'articulation du genou, dans les couches les plus profondes de la région poplitée, pourrait provoquer un épanchement articulaire par irritation de voisinage. Mais admettre leur existence est une hypothèse. De plus, bien que l'analogie conduise à penser que les lésions pathologiques des séreuses sont toujours ou presque toujours secondaires, nous ne croyons pas que, dans le cas présent, elle conduise à douter de l'hydarthrose tertiaire.

En effet, nous verrons, à propos des infiltrations gommeuses périsynoviales et des gommes épiphysaires, que les lésions syphilitiques peuvent provoquer un épanchement dans la séreuse articulaire qui les avoisine, comme le tubercule de l'épididyme ou du poumon provoque un épanchement dans la vaginale ou dans la plèvre, comme les lésions rhumatismales des tissus fibreux périarticulaires peuvent s'accompagner d'épanchement intra-articulaire.

L'analogie n'est donc pas en défaut lorsqu'on considère les lésions locales ; elle n'y est pas non plus lorsqu'on considère la syphilis comme maladie générale. En effet, pourquoi la syphilis tertiaire, maladie générale s'il en fut, ne provoquerait-elle pas des lésions et des épanchements articulaires, comme le font tant d'autres maladies générales, comme elle le fait elle-même à la periode dite secondaire ? La syphilis n'aime pas les séreuses, dira-t-on, il n'y a pas de péritonite syphilitique. Mais on n'a pas l'habitude de rencontrer souvent la péritonite rhumatismale, et pourtant le rhumatisme articulaire existe. Parce que les autres séreuses ne sont pas atteintes par la syphilis, ce n'est pas une raison de croire que les séreuses articulaires ne peuvent l'être; surtout lorsque la clinique le montre.

On voit donc que pour repousser l'existence de l'hydarthrose syphilitique tertiaire simple, il faut contester des faits authentiques, ou se retrancher derrière des hypothèses. Cela est contraire aux principes de la méthode d'observation que l'on doit suivre en pathologie. Quoique l'occasion d'en rencontrer nous ait manqué, nous fondant sur les observations qui ne nous ont paru ni incomplètes ni écourtées, qui ne manquent pas de ces détails topiques qui, révélant la compétence de l'observateur, provoquent la confiance et rallient les hésitants; pensant que lorsqu'on constate un épanchement articulaire et rien de plus, on n'est pas autorisé à porter un autre diagnostic que celui d'hydarthrose. Nous admettons l'existence d'une hydarthrose syphilitique simple, c'est-à-dire développée sous l'influence de la syphilis sans lésion périsynoviale. Nous la considérons, il est vrai, comme rare.

Ce que nous avons dit au commencement de ce travail, à propos de la classification, montre qu'en réalité *nous ne distinguons pas une hydarthrose secondaire et une hydarthrose tertiaire ou encore une hydarthrose de transition,* mais que *nous admettons* purement et simplement *une seule et même hydarthrose syphilitique apparaissant le plus souvent dans le jeune âge de la syphilis,* dit période secondaire, mais *pouvant,* quoique exceptionnellement, se *montrer à une époque quelconque* de l'intoxication syphilitique, ou *coïncider avec des accidents* dits *tertiaires.*

Il convient seulement de remarquer que, lorsque cette variété de lésion articulaire syphilitique survient tardivement, elle apparaît lentement, sourdement, sans douleur, progresse peu et reste longtemps stationnaire, occasionne des craquements articulaires pendant les mouvements qui sont accompagnés d'une certaine gêne, mais ne force pas les malades à interrompre leurs occupations journalières. Elle peut, faute de soins, amener l'épaississement de la synoviale ou se transformer en une des variétés qui vont nous occuper. Cela résulte de la persistance de l'état d'activité de la syphilis.

Le traitement spécifique amène une guérison rapide et complète, et il ne reste, le plus souvent, pas de craquements articulaires, ou du moins ils sont très atténués. Il sera toujours bon de songer à la syphilis et à l'iodure de potassium, en présence d'une hydarthrose rebelle survenue sans cause bien déterminée.

C'est sans doute l'observation de cas de ce genre qui a

conduit Schuller à admettre comme fréquentes des *arthrites séreuses* aiguës ou plutôt subaiguës ou *chroniques* dans la syphilis tertiaire. Généralement ces arthrites, monoarticulaires, amènent un épaississement de la capsule et une prolifération des franges papillaires de la synoviale reconnus par un frottement qu'il juge, sans aucune preuve, caractéristique de cette lésion : ce serait alors une synovite papillaire. D'après Schuller, cette forme s'accompagnerait d'une douleur relativement intense.

INFILTRATION GOMMEUSE PERISYNOVIALE.

Nous arrivons à la variété qui nous paraît constituer le type le plus fréquent et le plus net de la syphilis articulaire.

Nous la désignons sous le nom d'infiltration gommeuse périsynoviale. Elle est essentiellement caractérisée par la production sourde et lente de dépôts gommeux et par un épanchement dans la synoviale, qui paraît dû à l'irritation sécrétoire qui se développe sous l'influence de ces derniers.

C'est à une période relativement précoce qu'on la voit apparaître le plus souvent.

L'épanchement est le premier symptôme qui frappe les malades. C'est lui que l'on constate tout d'abord lorsqu'on examine la jointure. Il est ordinairement assez abondant, mais presque jamais la synoviale n'est véritablement distendue.

Dans quelques cas, la quantité de liquide est énorme, mais la synoviale a acquis des dimensions correspondantes. Sa capacité est de beaucoup accrue. Il semblerait qu'une quantité de liquide bien plus considérable encore a été accumulée à un moment donné, puis s'est résorbée partiellement.Quelquefois, en effet, une partie du liquide a disparu, et cela est conforme au caractère d'intermittence signalé par les auteurs comme propre aux épanchements articulaires dus à la syphilis.

Mais, dans d'autres cas, l'interrogatoire des malades

montre qu'il n'en est rien, à aucun moment la synoviale n'a été entièrement pleine. A mesure que la quantité de liquide accumulé s'est accrue, la capacité de la synoviale s'est augmentée d'une façon pour ainsi dire préventive. C'est ce qui explique comment la palpation est souvent facile ainsi que l'exploration des extrémités articulaires et des épaississements synoviaux. D'après M. Richet l'épanchement serait intermittent, surtout pendant les premiers temps de la maladie. Plus tard, on peut le voir augmenter ou diminuer sans que l'on puisse trouver bien nettement la raison déterminante de ces oscillations.

L'épaississement synovial ou, pour mieux dire, la présence de masses indurées de forme et d'étendue variables dans les tissus cellulaire et fibreux qui doublent la synoviale, est caractéristique de la variété que nous décrivons.

L'épaississement général uniforme périsynovial a été noté quelquefois (obs. I, in th. Plateau); nous ne l'avons jamais constaté. Chez la plupart des malades la synoviale conserve à peu près sa souplesse normale dans une grande partie de son étendue et ce n'est que par places qu'elle présente des sortes de tumeurs de nombre et volume très variables, en général, mobiles et indolentes à la pression. Ce sont des sortes de plaques ou noyaux durs, élastiques, chondroïdes, ou bien des corps mollasses ayant la forme d'ovoïdes aplatis ou de cubes à arètes et angles mousses. On peut les observer partout, mais c'est en certains points qu'elles siègent de préférence. Ainsi au genou les culs-de-sacs supérieurs de la synoviale en sont le siège de prédilection. On les trouve signalés sur ce point dans presque toutes les observations. Le cul-de-sac terne paraît en renfermer plus souvent.

Chez un certain nombre de malades les noyaux durs dont nous venons de parler, acquièrent une mobilité extrême. Ils n'ont généralement, dans ce cas, qu'un petit volume et doivent probablement leur mobilité à ce que, coiffés de la séreuse, ils plongent dans la cavité articulaire. C'est revenir, on le voit, à la théorie de Laënnec sur la pathogénie des corps étrangers articulaires (Méricamp).

C'est en pareille circonstance que se commettent facilement de graves erreurs de diagnostic. Le malade observé par Toussaint en est une preuve, et chez celui qui fait l'objet de notre observation VI, plusieurs chirurgiens avaient cru à l'existence d'un corps mobile articulaire.

Les téguments n'ont jamais paru participer au gonflement. M. Richet dit les avoir trouvés une fois (obs. III de son mémoire) rouges et douloureux, mais il y avait eu des applications de vésicatoires.

On trouve de temps en temps des masses gommeuses qui paraissent siéger à une certaine distance de la synoviale sous le droit antérieur (obs. I, in th. de Plateau) ou dans un point voisin.

Il nous semble rationnel d'attribuer à la syphilis un certain nombre de cas d'hydarthrose classiquement signalés comme pouvant s'accompagner d'épaississement de la synoviale ou de plaques indurées et mobiles à la façon des corps étrangers.

Nous pensons que le jour où Marjolin dans un cas resté célèbre empêcha d'extirper un épaississement de la synoviale pris pour un corps étranger articulaire chez un malade atteint d'hydarthrose, il était probablement en présence d'un cas de syphilis articulaire.

Parmi les points de la synoviale les plus fréquemment atteints par les lésions de la syphilis, nous devons encore signaler pour le genou les culs-de-sacs sous-rotuliens de chaque côté du ligament rotulien.

Les productions gommeuses peuvent se ramollir, devenir plus ou moins fluctuantes, et, dans ce cas encore, elles peuvent donner lieu à des erreurs de diagnostic.

Il est curieux de voir combien, malgré l'apparence grave de tous ces désordres, ils sont vaillamment supportés.

C'est, en effet, sourdement que s'installent les lésions même les plus profondes. Les malades n'éprouvent qu'une gêne qui ne met pas d'obstacle absolu à la marche. S'ils viennent à tirer la jambe ou à boiter ils sont rarement dans l'obligation de séjourner au lit, les mouvements sont conservés, du moins en grande partie.

La palpation, non plus que la pression des surfaces articulaires les unes contre les autres, ne déterminent aucune souffrance. Lorsque des douleurs surviennent ce n'est que la nuit qu'elles se font sentir, et cette indolence relative n'est pas un des caractères les moins importants de la syphilis articulaire tertiaire.

La variété qui nous occupe en ce moment se rencontre, le plus souvent, au genou, mais on peut l'observer sur d'autres articulations.

Dans l'observation de MM. Letulle et Plateau, intitulée : « Syphilis invétérée. Lésions tertiaires : périostites, gommes diverses. Hydarthrose syphilitique du coude droit. » L'arthropathie du coude nous paraît pouvoir être rattachée à des lésions périsynoviales, car ces observateurs ont noté, outre l'épanchement abondant, un point douloureux à la pression en avant de l'épithroclée et de l'empâtement périarticulaire qui persista longtemps après le début du traitement.

La marche de la syphilis articulaire avec infiltration gommeuse périsynoviale est toute différente suivant qu'elle est diagnostiquée et traitée, ou qu'au contraire, elle est méconnue, abandonnée à elle-même ou aux agents thérapeutiques ordinaires et non spécifiques.

Dans le premier cas, la guérison prompte est la règle lorsque les lésions sont relativement récentes et n'ont pas produit déjà des désordres trop profonds. Lorsqu'il n'y a pas de lésions osseuses anciennes, que les cartilages ont conservé leur intégrité, qu'il n'y a pas de craquements articulaires, il peut suffire de quinze jours de traitement bien dirigé pour arriver à la guérison complète (obs. I de Plateau). Le plus souvent il faut un mois pour atteindre ce but.

Parfois les plaques indurées au lieu de disparaître complètement se résolvent en petites infiltrations riziformes qui donnent lieu à une crépitation fine, amidonnée (J. Voisin) ou comparable à celle de la neige (obs. XXII).

Si, au contraire, les masses indurées périsynoviales sont très anciennes et volumineuses, si la synoviale est depuis longtemps le siège d'un épanchement abondant, généralement alors les ligaments distendus et les muscles atrophiés ne fournissent plus un soutien convenable à l'articulation, les cartilages ont subi des altérations qui se manifestent par des craquements articulaires pendant les mouvements. En pareille circonstance le traitement spécifique, quoiqu'améliorant encore d'une façon merveilleuse l'état des malades, ne peut amener la restitutio ad integrum qu'on est en droit d'en attendre lorsqu'il est administré à la première période de la maladie.

On voit donc combien il importe de reconnaître et de soigner comme il convient les accidents de syphilis articulaire, et on conçoit facilement qu'abandonnés à eux-mêmes ils ne fassent que s'aggraver.

A la longue, l'abondance de l'épanchement subit des oscillations quelquefois considérables, mais celui-ci reste presque toujours abondant et, en même temps que les lésions profondes des cartilages et de la synoviale se forment

et s'accentuent de jour en jour, les ligaments se distendent
et l'articulation finit par acquérir des dimensions et une
conformation non moins remarquables qu'insolites.

Il nous paraît probable que nombre d'hydarthroses
ayant amené à des distensions invraisemblables de la synoviale, à des allongements de ligaments, à des jambes de
polichinelle, sont attribuables à la syphilis (obs. XXII).

C'est bien plutôt de la façon que nous venons d'indiquer
et en se rapprochant de plus en plus de cet état pathologique complexe, dont nous parlerons plus tard, sous le nom
de forme mixte, que se terminent suivant nous les lésions
abandonnées à elles-mêmes.

Nous ne saurions nous ranger à l'avis de M. Plateau
lorsque, à propos de toutes les variétés d'hydarthrose syphilitiques et sans aucun fait à l'appui, il dit : « les
tissus fibreux et la synoviale se colleront sur les os, l'articulation ne fonctionnera plus et il surviendra une ankylose
complète ou incomplète (1), ou bien les extrémités osseuses
seront à leur tour envahies par la syphilis, les cartilages
s'éroderont et une ostéo-synovite, une tumeur blanche
grave pourra en être la conséquence. » Comme si, même en
admettant l'exactitude de cette évolution morbide, il y
avait là quelque chose de commun avec la tumeur
blanche !

Disons enfin pour terminer que des tumeurs gommeuses
périarticulaires ont pu finir par pénétrer dans la cavité articulaire. C'est ainsi que Coulson (2) a vu une gomme suppurée de la partie inférieure de la cuisse s'ouvrir dans
l'articulation du genou. Il s'ensuivit une suppuration de
l'article qui nécessita une amputation et le malade mourut.

(1) On reconnaît ici les idées du mémoire et des observations de M. Richet.

(2) Coulson. Th. Lancet. Mars 1858.

Nous signalons ici, comme terminaison rare, un cas d'arthite syphilitique suppurée du coude, que M. Ollier a pu attribuer à la syphilis. Ce fait qui nous semble devoir être rattaché aux variétés mixtes, est véritablement insolite et manque un peu des détails circonstanciés que l'on aimerait à rencontrer. Mais nous avons voulu le reproduire (obs. XIV), car il montre un accident rare de la syphilis articulaire promptement guéri par l'iodure de potassium.

Pour compléter l'histoire de l'infiltration gommeuse périsynoviale, nous devons relater les notions anatomo-pathologiques que l'on possède. Elles reposent sur une autopsie due à M. Lancereaux et nous ne saurions mieux faire que de reproduire ici la description qu'il a donnée lui-même des lésions observées.

Il s'agissait d'une femme morte à l'Hôtel-Dieu, dans le service de M. Guéneau de Mussy. Elle ne fut pas soignée comme syphilitique et à l'autopsie M. Lancereaux put constater par l'existence de lésions multiples et caractéristiques qu'il s'agissait d'une syphilis avérée. On trouve donc dans ce cas un exemple remarquable d'infiltration gommeuse périarticulaire abandonnée à son évolution naturelle. Malheureusement les symptômes que la malade présentait pendant la vie n'ont pas été notés.

« Les deux articulations fémoro-tibiales sont volumineuses ; elles renferment chacune plus d'un verre d'une sérosité louche. Les synoviales épaissies et en même temps injectées, sont tapissées de dépôts pseudo-membraneux. A gauche une fausse membrane jaunâtre unit les deux feuillets synoviaux ; à droite, la bourse synoviale du droit antérieur, sans communication avec la cavité articulaire n'est pas altérée. La surface articulaire du condyle externe gauche est en un point érodée. Les cartilages articulaires des rotules sont érodés et ulcérés ; mais ces altérations ne sont que secondaires et la lésion principale porte sur les tissus fibreux de l'articulation. Du côté droit une partie du tendon, rotulien, le peloton graisseux situé en arrière de la bourse synoviale, et tous les tissus fibreux qui s'insèrent au pourtour du tibia sont transformés en une masse uniforme, jaune grisâtre, élastique, qui a 4 centimètres d'épaisseur sur la ligne médiane. Cette masse par son aspect, sa consistance et sa structure se rapproche des produits morbides trouvés dans le foie ; elle est formée par un dépôt gommeux. Une simple bandelette fibreuse représente le tendon rotulien, et quelques tractus fibreux semblent diviser la masse gommeuse en plusieurs petites tumeurs. Les ligaments semi-lunaires interarticulaires sont sains.

L'articulation du genou gauche, est également altérée, avec cette différence, que le peloton graisseux post-rotulien n'a pas disparu aussi complètement que du côté opposé. Au-dessous de ce peloton, en arrière du tendon et en avant du tibia existe un dépôt gommeux de 2 centimètres d'épaisseur. L'examen anatomique des masses gommeuses articulaires m'a donné une structure identique à celle des tubercules gommeux du foie. »

M. Lancereaux ajoute : « Ce fait permet de faire l'étude d'une variété importante des arthrites syphilitiques. Il nous montre que le tissu cellulaire sous-synovial et le tissu fibreux sont le siège d'un néoplasme, qui ne diffère, ni par sa consistance, ni par sa coloration, ni par sa composition histologique des productions syphilitiques du tissu cellulaire souscutané et de celles que nous retrouverons bientôt dans les viscères.

« Des masses jaunes élastiques un peu molles, sèches, situées de chaque côté du ligament rotulien et dans l'espace qui sépare ce ligament de la membrane synoviale ont atrophié et transformé une partie du peloton adipeux ; tapissées par la membrane séreuse d'une part, elles sont recouvertes d'autre part par la portion du ligament rotulien qui ne participe pas à l'altération ; de chaque côté de ce ligament elles font saillie sous les toiles fibreuses ou celluleuses qui passent au devant de l'articulation. La membrane synoviale n'est pas sensiblement lésée, mais les cartilages sont secondairement érodés en plusieurs endroits et c'est aussi sans doute à la suite de l'irritation secondaire de la membrane synoviale que s'est produit l'épanchement séreux articulaire. »

En effet l'irritation paraît avoir été assez forte puisqu'il est dit dans la relation de l'autopsie que les synoviales étaient épaissies, injectées et en même temps tapissées de plusieurs dépôts pseudo-membraneux ; qu'à gauche une fausse membrane jaunâtre unissait les deux feuillets synoviaux. Les ligaments semi-lunaires et interacticulaires ont été trouvés sains.

OSTÉO-ARTHROPATHIE GOMMEUSE

Le dépôts gommeux peuvent se montrer au niveau d'une des extrémités articulaires à côté de la synoviale, il en résulte alors une irritation de celle-ci qui sécrète du liquide. Là se bornent généralement les phénomènes inflammatoires, aussi y a-t-il souvent une indolence presque absolue. Les observations semblent cependant montrer que c'est dans cette variété de syphilis articulaire qu'apparaissent le plus fréquemment des phénomènes douloureux intenses et des troubles fonctionnels très marqués. M. Méricamp a fait remarquer que les gommes périsynoviales s'observent de préférence au genou, tandis que les gommes juxta-articulaires intéressent fréquemment le coude, et là elles ont une prédilection marquée pour la gouttière cubitale, se rapprochent même de l'épitrochlée qui est le siège d'une tuméfaction douloureuse.

C'est à la variété dont nous parlons que paraissent se rattacher les observations VIII et IX de la thèse de Voisin, V de celle de Plateau, ainsi que les observations XI et XII qui nous ont été communiquées par M. E. Gaucher.

OSTÉO-ARTHROPATHIE PÉRIOSTIQUE

Des périostites tertiaires circonscrites siégeant sur une extrémité articulaire au niveau de la réflexion de la synoviale sur l'os déterminent un épanchement. Il faut le plus souvent une exploration attentive pour découvrir la lésion périostique et ne pas croire à une hydarthose simple.

Un point douloureux à la pression peut être le seul indice de la périostite, le liquide empêchant quelquefois de sentir la tuméfaction qui devient plus apparente lorsque le liquide est à peu près résorbé. L'observation de M. Kirmisson publiée dans le travail de M. Méricamp en est un bel exemple (obs. XVI).

Ces lésions périostiques peuvent être accompagnées d'infiltrations gommeuses périsynoviales (obs. VI et VII de J. Voisin); on se trouve alors en présence d'une variété mixte.

L'arthropathie qui résulte des périostites tertiaires est une de celles qui restent le moins fidèles à une période déterminée de la syphilis: on peut l'observer à la période dite secondaire comme à la période dite tertiaire.

OSTÉO-ARTHROPATHIE HYPEROSTOSIQUE

(Pseudo-tumeur blanche de Fournier, Dureuil et Méricamp).

Essentiellement caractérisée par l'hyperostose épiphysaire, la variété qui nous occupe en ce moment diffère des précédentes en ce que les parties molles articulaires ne sont atteintes que secondairement.

L'observation I des ostéo-synovites de M. Richet, s'y rapporte assez bien et il dit lui-même : « Voilà une double affection articulaire consécutive à une ostéite du fémur développée sous l'influence de la syphilis. La synoviale n'a jamais présenté d'épaississement notable. »

M. Lancereaux n'en ignorait pas l'existence ainsi que le prouve le passage suivant.

« Il est des lésions articulaires également syphilitiques dont le point de départ est non point dans le tissu cellulo-fibreux périarticulaire mais bien dans les os qui concourent à la formation de l'articulation. Dans ces cas le gonflement occupe une plus ou moins grande étendue de la continuité de l'os, la douleur vive et lancinante revient surtout la nuit..... Par suite de cette altération une sérosité épaisse s'épanche quelquefois à l'intérieur de la cavité articulaire (1). »

On ne pourrait résumer d'une façon plus brève et plus complète les principaux traits de cette affection qui est

(1) Lancereaux. Traité de la syphilis, p. 209.

aujourd'hui assez bien connue grâce aux travaux de MM. Fournier, Dureuil et Méricamp. Ces auteurs l'ont désignée sous le nom de pseudo-tumeur blanche pour réagir contre toute confusion et mieux montrer combien elle doit être distinguée des arthropathies scrofulo–tuberculeuses.

Nous avons néanmoins pensé pouvoir la désigner sous un autre nom. On voudra bien excuser cette licence en considérant :

1° Que la maladie en question ne ressemble véritablement guère à une tumeur blanche, car il nous semblerait inexact de répéter avec Dureuil : « La conservation des mouvements et le gonflement des extrémités articulaires donnent à l'articulation l'aspect d'une tumeur blanche scrofuleuse. »

2° Que les autres variétés d'arthropathies syphilitiques diffèrent autant qu'elle des tumeurs blanches.

3° Qu'enfin nous voulions désigner chacune des variétés que nous décrivons d'un nom pouvant la distinguer des autres, en rappelant ses principaux caractères symptomatiques.

Lorsque l'affection est arrivée à sa période d'état, on est frappé du *volume* considérable de l'articulation, qui peut être deux ou trois fois supérieur au volume normal. L'atrophie des muscles situés au–dessus et au–dessous concourt pour sa part à rendre la déformation plus facilement appréciable à l'œil, et quelquefois l'aspect général du membre rappelle ce qu'à l'hôpital des enfants les petits malades désignent entre eux par le terme expressif de gigot.

L'atrophie musculaire paraît plus accentuée que dans les cas d'infiltration gommeuse périsynoviale. Dans cette variété, en effet, elle nous a peu frappé, et on trouve peut-être l'explication d'une telle différence dans ce fait que l'infiltration gommeuse périsynoviale est une lésion moins profonde, moins grave, apportant moins de trouble aux fonctions locales et résultant d'une altération générale de l'organisme moins prononcée. Nous verrons, en effet, que l'ostéo-arthropathie hyperostosique survient surtout dans les cas de syphilis grave approchant de la cachexie. La peau est intacte, on y remarque seulement quelquefois un réseau veineux superficiel périarticulaire.

L'examen attentif fait voir que l'augmentation de volume de l'articulation tient à un gonflement en masse et tout d'une venue pour ainsi dire. Les extrémités osseuses sont augmentées de volume sur une étendue de 8 à 10 centimètres ; puis par une transition presque brusque, les os reprennent leur volume normal (Dureuil). A la palpation on éprouve une résistance solide, dure, osseuse en un mot. Cette sensation est bien faite pour montrer immédiatement, même au plus inexpérimenté, qu'il ne s'agit en aucune façon d'une tumeur blanche.

L'hypertrophie osseuse est parfaitement lisse, unie, sans saillie, sans rugosité appréciable ; elle constitue à elle seule la tuméfaction. Il n'existe aucune trace ni de fongosités, ni d'induration synoviale, ni d'épaississement des tissus périarticulaires.

A une certaine période déjà avancée, on trouve cependant de la fluctuation due à un épanchement articulaire, mais c'est alors une fluctuation franche et à travers la couche liquide, ou à côté d'elle on sent toujours l'hyperostose. L'hydarthrose chronique, conséquence fatale des progrès de la lésion osseuse, ne doit être envisagée que comme un épiphénomène tout à fait secondaire et pouvant faire défaut (obs. XIX).

Il est fréquent de constater des craquements pendant les

mouvements. Dans aucun cas et à aucune époque on n'a vu de tendance à la suppuration. Il n'y a jamais d'élévation locale de la température. Les malades se plaignent au contraire d'une sensation de refroidissement qui les porte à couvrir avec soin le membre malade.

Les troubles fonctionnels produits par de telles lésions sont certainement graves, mais ils sont bien moindres qu'on ne pourrait le supposer.

Dans presque toutes les affections articulaires les mouvements sont entièrement compromis dès leur début, ils provoquent de la douleur, irritent et par suite déterminent une augmentation des lésions ; ici au contraire ils sont en grande partie conservés, ce n'est guère que le volume de l'articulation qui cause de la gêne au malade, au moins pendant une période fort longue de l'affection. Lorsque le genou est atteint, on voit les malades boiter légèrement ; mais ils peuvent continuer à vaquer à leurs occupations ; souvent même ils font de longues marches.

Ce fait est bien propre à montrer que les milieux articulaires sont fort peu intéressés, que les processus inflammatoires ne jouent aucun rôle et il permet de comprendre combien serait défectueuse la dénomination d'arthrite que l'on a quelquefois employée par négligence pour désigner cette affection.

Ces faits étant connus on ne s'étonnera pas de voir, qu'au lit, le membre atteint n'a pas de position spéciale; le malade peut le mettre de préférence en demi-flexion, lorsque, fait rare, l'épanchement a acquis une certaine abondance, mais cette attitude n'a rien d'obligatoire et la marche est encore possible.

La douleur, nulle pendant les mouvements ou la marche, ne se fait pas sentir davantage sous l'influence des explorations. On peut palper, percuter, tasser les surfaces articulaires sans que les malades s'en plaignent, et les seules douleurs qui accompagnent cette affection sont des douleurs spontanées ostéocopes, à exacerbations nocturnes coïncidant précisément avec le repos et la chaleur du lit. Nous verrons qu'elles cèdent facilement par le traitement.

Ces douleurs ne doivent pas être confondues avec des douleurs articulaires, il est très facile de les en distinguer. Ce n'est pas parce que l'articulation est touchée qu'elles existent. L'arthropathie qui nous occupe est indolente par elle-même et les malades n'ont à souffrir que des lésions osseuses qui la déterminent. On en trouve la preuve en remarquant que les douleurs existent au début de l'affection à une époque à laquelle les extrémités osseuses sont seules atteintes, et à laquelle il n'y a pas une goutte d'épanchement articulaire, qu'elles manquent au contraire souvent lorsqu'il y a des craquements et de l'épanchement articulaires.

Le plus souvent une seule jointure est prise ; mais il n'est pas rare de trouver des malades porteurs de plusieurs arthropathies d'âge différent.

Les grandes articulations, le genou et le coude sont les sièges de prédilection, mais la fréquence des lésions du genou est incomparablement plus grande.

Il n'y a aucun retentissement de l'état local sur l'organisme entier, l'affection s'installe en effet sourdement sans fièvre, mais il est à remarquer que la plupart des sujets atteints d'ostéo-arthropathie hyperostosique sont amaigris, cachectiques, quelquefois même dans un état général grave, et bien que quelques-uns aient eu à souffrir de douleurs ostéocopes vives amenant des insomnies fatigantes, il faut bien admettre que l'affaiblisement général relève d'une cause supérieure, de l'intoxication qui est l'origine de tous ces troubles, de la syphilis elle-même.

Marche et pronostic. — Le début est insidieux, sourd, il se fait sans retentissement, sans fièvre.

Les douleurs ostéocopes sont le seul tourment des malades, elles se font surtout sentir dans la région ou se développe l'arthropathie.

Souvent elles sont fort vives et leurs exacerbations nocturnes concourent à affaiblir les patients en leur enlevant le sommeil.

« Peu à peu apparaît le gonflement, l'augmentation de volume des os, et dans l'espace de quelques mois cette hyperostose a donné à l'articulation un volume double et triple de son volume normal ».

L'hydarthrose se montre quand la tuméfaction a acquis un volume notable.

« Lorsque la tumeur est arrivée à cette période de son développement, si le traitement spécifique est institué, les progrès de la maladie sont immédiatement arrêtés. L'on peut dire que l'iodure de potassium fait merveille sous l'influence de doses, qui d'abord de 2 gr. par jour sont progressivement portées jusqu'à 6 et 8 gr., on arrive à constater des progrès très notables, dans l'intervalle de 15 jours.

« Nous devons reconnaître qu'après quelques semaines de traitement la diminution se fait plus lentement, l'influence heureuse de l'iodure paraît ralentie. Quoi qu'il en soit, au bout de quelques mois d'une médication régulière, méthodique, on obtient une résolution parfaite.

« Mais si l'incurie du malade ou l'insuffisance du diagnostic n'avait pas permis d'établir un traitement spécifique régulier, ou bien la pseudo-tumeur blanche syphilitique se terminera par résolution (?), ce qui est rare, surtout chez les personnes d'un âge avancé, ou bien, ce qui est le plus fréquent, les progrès sans cesse croissants de la maladie pourraient entraîner à leur suite des désordres tels, du côté de la synoviale et des cartilages, que la seule terminaison à espérer sera l'ankylose ? » (Dureuil, th. citée.)

La durée de la maladie non traitée se chiffre par années, nous osons même dire qu'elle est incurable spontanément et nous ne voyons pas où sont les cas de guérison spontanée dont parle M. Dureuil. Il y a plus. Même avec le traitement la guérison survient-elle toujours aussi bien que l'avance M. Dureuil? Ses propres observations I et II nous inspireraient plus de réserve (obs. XVIII et XIX).

L'histoire de la malade dont M. Méricamp a fait l'autopsie pourrait aussi donner à réfléchir au sujet de l'efficacité du traitement, car si on voit le genou s'améliorer, on peut constater en même temps, que le coude et l'articulation sterno-claviculaire deviennent de plus en plus malades. Quant à l'ankylose, nous croyons qu'elle reste à démontrer et la terminaison par destruction des extrémités articulaires, ayant pour conséquence une laxité articulaire surprenante, pouvant permettre aux os d'affecter des rapports anormaux, nous paraît bien plutôt en rapport avec les caractères des lésions et les faits cliniques (art. Sternoclaviculaire de la malade autopsiée par Méricamp). Nous ne saurions dire si cette destruction est la terminaison de l'hyperostose ou si elle est l'effet d'un processus spécial destructif d'emblée, mais avec la persistance simple de l'hyperostose elle nous paraît être à peu près le seul mode de terminaison qui doive être admis.

Anatomie pathologique. — M. Méricamp a pu le premier faire l'autopsie d'une femme atteinte d'ostéo-arthropathies hyperostosiques. Nous allons indiquer d'après lui les lésions constatées.

Sous la peau intacte, les muscles ont été trouvés avec

leur volume et leur coloration ordinaires, mais il faut
remarquer que les deux articulations étudiées étaient des
articulations guéries autant que possible par le traitement.
Il n'en serait peut-être pas de même dans la plupart des
cas; l'atrophie musculaire est, en effet, sigalée dans bien
des observations.

Les ligaments articulaires restent généralement intacts ;
cependant, ils peuvent être le siège d'ossifications et on les
a vus s'arracher à leur point d'insertion osseuse. La synoviale conserve sa forme, son épaisseur, son poli et tous ses
caractères ordinaires. Au genou, elle était doublée d'une
couche de tissu adipeux, et le ligament adipeux était
aussi très chargé de graisse.

Les ménisques interarticulaires sont parfaitement conservés, et c'est là un fait digne d'être remarqué.

Les surfaces articulaires sont peu altérées dans leur
forme et dans leur aspect. En certains points, les cartilages
ont conservé leur poli ; en d'autres, ils portent des traces
d'altérations anciennes, en partie réparées ; ils se présentent sous l'aspect lobulé à la façon des foies atteints de
cirrhose atrophique, ailleurs ils présentent des dépressions
stellaires, cicatrices à nombreux rayons.

Que l'un des os qui concourent à former l'articulation
soit seul altéré ou bien que tous aient concouru à produire
l'arthropathie, c'est de leur côté qu'on trouve les lésions
les plus importantes.

L'extrémité osseuse peut être amincie, raréfiée, fragile
(clavicule) ou érodée, détruite et comme soufflée, présentant
des saillies mousses et des dépressions portant des cryptes qui renferment une matière jaune, pulpeuse, caséiforme ; ailleurs (condyle huméral) l'os est constitué par un
tissu vacuolaire des plus fragiles ; il est détruit par places
et le vide est comblé par du tissu fibreux (trochlée humé-

rale). D'autres fois, l'os est mamelonné à sa surface, volumineux, épaissi : ses bords sont mousses, arrondis au lieu d'être tranchants ; ses dépressions se trouvent exagérées (humérus) ; quelquefois l'os porte des saillies exostosiques plus ou moins nombreuses et pouvant présenter la forme pointue, piquante (humérus). Le périoste se décolle le plus souvent facilement et, au-dessous de lui, on trouve quelquefois, en certains points, une couche de matière pulpeuse jaunâtre. Au-dessous de cette matière caséeuse, l'os est creusé de vacuoles, plus ou moins irrégulières, plus ou moins profondes.

Quelquefois l'os est creusé de cavités très régulières, arrondies ou ellipsoïdes, lisses et à bords mousses; conduisant, comme des tunnels, dans le centre de l'os et communiquant avec les parties profondes de celui-ci par des orifices qui représentent assez bien les orifices de la paroi interne de la caisse du tympan, ou ceux de la partie profonde du conduit auditif interne.

La coupe des os montre également des détails fort curieux à connaître. C'est ainsi que M. Méricamp a trouvé dans l'humérus au milieu du tissu compacte un canal long de cinq centimètres, parallèle au grand axe de l'os, communiquant librement avec les orifices dont nous venons de parler, contenant de la matière pulpeuse, jaunâtre et surtout du tissu fibreux qui forme des cloisons et envoie, par les orifices extérieurs, des prolongements qui se fixent à la face profonde du périoste. Sur la plupart des os, on trouve le canal médullaire prolongé du côté de la jointure lésée, il est dilaté et rempli d'une matière pulpeuse semi-fluide, couleur jaune rouillé. Tout autour du canal médullaire élargi, se trouvent des lamelles osseuses formant entre elles un réticulum, qui devient de plus en plus serré à mesure qu'il approche de la surface de l'os, au niveau de laquelle il est

recouvert d'une couche mince de tissu compacte ; à l'extrémité articulaire on ne trouve plus le tissu spongieux normal et il ne reste qu'une couche de tissu compacte, ici réduite à une fine lame, là, au contraire, très épaisse par
ostéite condensante. C'est au niveau des parties atteintes
d'ostéite condensante, qu'on trouve l'état lobulé du cartilage.

On peut rencontrer dans l'extrémité articulaire des foyers
remplis d'une substance pulpeuse, jaune d'or, soutenue et
parcourue par une trame conjonctive légère, généralement en communication avec la cavité du canal médullaire.

Il est facile à concevoir que, suivant les modes de dis-
tribution des lésions et leur degré plus ou moins avancé,
on arrive à trouver des altérations très différentes en apparence, et on comprend que si elles sont poussées à un
degré extrême, elles puissent produire ici une déformation
complète ; là un amincissement considérable, bientôt suivi
de fracture spontanée et de pseudarthrose (clavicule).

Pathogénie. — L'interprétation des lésions trouvées à
l'autopsie, ainsi que des symptômes que nous avons relatés, conduit à conclure que les lésions osseuses sont les
lésions primitives, que nous avons bien affaire à une ostéo-
arthropathie. En effet, dans les trois articulations dont il
a pu étudier les lésions, M. Méricamp a remarqué l'intégrité de la synoviale ; il a vu que les cartilages n'étaient
altérés que dans des parties qui correspondaient à des lésions de l'os sous-jacent ; il a trouvé les ménisques interarticulaires intacts dans des articulations qui avaient présenté des lésions avancées. Or, on sait avec quelle rapidité
s'effectue leur destruction dans les lésions primitives et

inflammatoires des articulations. Enfin, il a toujours noté l'absence d'épanchement articulaire.

La lésion de l'épiphyse est donc la condition *sine qua non* de la variété d'arthropathie qui nous occupe. Mais faut-il croire avec M. Méricamp que cette lésion épiphysaire est elle-même la conséquence d'une altération ayant toujours atteint primitivement la diaphyse ; c'est ce qu'il nous semblerait prématuré d'affirmer.

On ne conçoit pas, en effet, pourquoi la syphilis, portant ses ravages sur le tissu osseux épargnerait l'épiphyse et ne l'attaquerait que postérieurement à la diaphyse ou la respecterait.

M. Méricamp croit en trouver la preuve dans les lésions constatées à l'autopsie qu'il a faite, car, à côté de certains os (fémur, clavicule, humérus) totalement envahis par les lésions, il a trouvé un radius dont la diaphyse seule était altérée. Mais nous ne nous croyons pas autorisé, d'après ce cas unique, à répéter avec lui que les lésions épiphysaires sont toujours secondaires à celles de la diaphyse. Pour M. Méricamp, la diaphyse étant prise, il se fait des exostoses et on diagnostique alors une ostéopathie, puis l'épiphyse est envahie à son tour, et l'arthropathie apparaît. Il en résulte que les arthropathies devraient toujours être précédées d'exostoses des os qui concourent à la formation de l'articulation atteinte. C'est pourtant ce que l'on chercherait en vain dans les observations jusqu'ici publiées. Un bon nombre d'entre elles signalent, au contraire, la limitation de l'hyperostose aux quelques centimètres qui sont voisins de l'articulation, et une seule autopsie ne saurait, à notre avis, prévaloir d'une façon absolue contre des observations déjà nombreuses, surtout lorsqu'elle a porté sur un sujet atteint de lésions anciennes en partie réparées sous l'influence du traitement, puis ayant repris leur évolution à une époque ultérieure et accompagnées de lésions multiples qui faisaient de la malade un véritable musée pathologique. Nous ne pouvons que réserver notre opinion en attendant de nouveaux faits.

C'est précisément encore parce que les articulations qu'a ouvertes M. Méricamp avaient été en quelque sorte guéries, qu'il semble moins étonnant qu'il ait pu trouver certains os peu altérés, et qu'il est difficile de considérer avec lui comme erreurs les lésions consignées dans l'observation. M. Méricamp a trouvé le tibia gauche absolument sain ; or, l'observation indique que les condyles tibiaux, de même que les condyles fémoraux, étaient le siège d'une hypertrophie s'étendant à quelques centimètres et cessant brusquement pour laisser l'os reprendre son volume normal. L'autopsie a montré que les extrémités supérieures du radius et du cubitus n'étaient pas altérées, et leur hyperostose est consignée dans l'observation.

Comment l'existence de ces lésions importantes aurait-elle été signalée par erreur ? N'est-il pas plus simple de croire que les lésions ont été réparées sur certains os ?

D'ailleurs, les faits dans lesquels les divers os qui concourent à former l'articulation, ont été trouvés également hyperostosés sont nombreux. J. Voisin nous dit : « C'est un gonflement en masse de toute l'extrémité osseuse. Non seulement un seul os de l'articulation présente cet aspect, mais encore tous les autres qui concourent à cet article peuvent présenter ces particularités (1). »

Il nous semble, encore une fois, qu'on ne peut faire graviter la pathologie de la syphilis articulaire autour d'un fait ou même d'une autopsie et nous pensons que s'il n'y a souvent qu'un seul os malade, on se saurait voir dans ce

(1) Loc. cit., p. 57.

fait un caractère constant, ni un symptôme d'importance fondamentale. Mais c'est là un point de discussion théorique qui ne doit pas nous arrêter plus longtemps.

Avec MM. Dureuil et Méricamp, nous pouvons conclure en disant : « De la comparaison et de l'interprétation des données anatomo-pathologiques et cliniques ressort un fait capital qui reste acquis, à savoir :

« La lésion osseuse est tout.

« Les lésions des parties molles de l'articulation sont contingentes ; elles ne sont que l'effet de l'altération des os et particulièrement de la lésion de l'épiphyse qui est l'élément pathogénique nécessaire et principal d'une variété d'arthropathie qui se manifeste par des symptômes bien nets, se reconnaît à une marche spéciale et dont la connaissance clinique est de la plus haute importance, au point de vue du diagnostic chirurgical et du traitement.

FORMES MIXTES.

Il est bien plus rare qu'on ne pense, d'observer chez les malades ces affections types qui ne diffèrent des descriptions classiques, ni par leurs symptômes, ni par leur évolution, ni par la coïncidence des phénomènes secondaires capables de faire méconnaître l'affection principale ou d'en modifier l'allure. Ce fait explique la lenteur avec laquelle se sont effectués les progrès de la nosographie et permet de comprendre comment des affections qui nous semblent constituer aujourd'hui les types morbides les mieux caractérisés ont été confondues pendant des siècles avec d'autres maladies bien différentes. C'est également à la complexité des faits que sont dues beaucoup des difficultés de diagnostic que l'on rencontre chaque jour.

Les manifestations articulaires de la syphilis n'ont pas échappé à la loi commune, aussi sont-elles restées véritablement inconnues jusque dans ces dernières années, et sont-elles, il faut le dire, encore contestées par un certain nombre d'observateurs.

Or, ceux qui les ont bien observées et décrites ont rapporté des faits dissemblables. Certains étaient simples; d'autres au contraire, en plus grand nombre, étaient complexes.

C'est grâce aux premiers que l'on a pu assigner à chaque phénomène son rôle et son importance dans l'évolution du processus morbide, reconnaître et décrire les principales

variétés sous lesquelles se manifestent les lésions articulaires de la syphilis.

Quant aux autres ils ne doivent pas suivant nous être
l'objet d'une analyse indéfinie qui conduirait à créer une
variété pour chaque cas particulier. Ici, comme à propos de bien d'autres groupes morbides on est conduit à
signaler des formes mixtes, c'est-à-dire tenant à la fois de
chacun des types primitifs simples tout en se rapprochant
plus ou moins de l'un ou de l'autre.

Si on étudie scrupuleusement les faits, on voit que c'est
dans ce dernier groupe que l'on est obligé de faire rentrer
la plupart d'entre eux. Une telle obligation n'indique pas
du tout que les types primitifs ont été mal ou artificiellement établis; elle montre au contraire qu'ici, comme presque
toujours, on observe le jeu infini des tableaux morbides
qui résultent de la combinaison des lésions dépendant
d'une même cause, lorsqu'elles se mêlent entre elles avec
toutes leurs différences de nombre, d'intensité et de siège.

Le type morbide n'en sera pas moins, ici comme ailleurs,
le guide que le pathologiste ne devra jamais perdre de vue.
C'est grâce à lui qu'il pourra reconnaître les accidents
qu'il observe, les analyser et cataloguer chaque cas particulier d'après l'ensemble des phénomènes qu'il présente.

Ici comme toujours, plus les lésions observées seront
anciennes et graves, plus la cause qui les engendre aura pu
les ajouter, les combiner les unes aux autres, plus les manifestations qui en résultent seront complexes. Ici comme
toujours les formes primitivement simples sembleront
engendrer peu à peu des lésions secondaires et se transfor-
meront en formes mixtes ou complexes, qui ne seront que
la terminaison des premières.

Il nous semble, en effet que s'il est des cas de syphilis
articulaire mixtes d'emblée, la plupart se rapprochent à

leur début des types simples et que c'est principalement
dans les cas fort anciens que l'on rencontre cette accumula-
tion de lésions périarticulaires, osseuses, etc., que nous
avons pu observer chez le malade dont nous rapportons
l'histoire (obs. XXII).

La deuxième observation des ostéo-synovites de M. Richet nous parait devoir être rattachée aux variétés mixtes ;
la malade accusait en effet des douleurs vives dans le fémur
dont l'extrémité inférieure évidemment gonflée, présentait
une augmentation de 1 centimètre et demi au compas
d'épaisseur, et la synoviale portait un corps étranger
du volume d'une grosse amande, mobile dans de certaines
limites et dont MM. Cullerier et Richet constatèrent l'existence puis la disparition après un mois de traitement.

C'est encore à la variété mixte que se rattache l'observation VII, de J. Voisin.

GÉNÉRALITÉS (1).

Étiologie.— Les causes capables de provoquer les manifestations articulaires de la syphilis sont assez mal connues. Il ne paraît guère y avoir de relation entre les prédispositions rhumatismales des sujets et les arthropathies qui nous occupent. Mais il y a peut-être un rapport assez étroit entre les arthropathies constituées de la période tertiaire et les arthralgies, arthrites subaiguës et hydartroses des premiers temps de la vérole. Dans un bon nombre de cas, le début de l'arthropathie est fort ancien et il est rationnel de croire qu'il remonte à une première atteinte de l'articulation, atteinte qui a été légère et dont le malade s'est cru guéri, ou dont il a négligé les restes, soit par indifférence soit faute d'un traitement convenable. Quoi qu'il en soit, un certain nombre de circonstances jouent le rôle de causes déterminantes et favorisent la production des accidents articulaires de la syphilis.

Il faut citer en première ligne la fatigue de l'articulation. C'est ce qui explique la fréquence des arthropathies syphiliques au genou. Chez un bon nombre de malades l'influence de la station debout prolongée est manifeste et nous avons remarqué que plusieurs d'entre eux étaient sergents de ville.

A côté de la fatigue il convient de noter l'étendue de la synoviale et le volume des extrémités osseuses comme augmentant beaucoup les chances d'arthropathie. La

______

(1) Nous avons en vue ici les arthropathies dites tertiaires.

preuve en est dans la fréquence extrême des altérations du genou relativement au nombre des altérations des autres jointures.

Les diverses variétés dont nous avons parlé se montrent généralement dans les cas de syphilis grave ou mal soignée, souvent dans les cas de syphilis ignorée.

J. Voisin dit (1) que les arthrites syphilitiques tertiaires surviennent chez des personnes n'ayant pas les attributs de la cachexie syphilitique. Or, il n'est pas besoin d'observer un grand nombre de malades, ni de lire un grand nombre d'observations pour voir que cette assertion est souvent en défaut.

Chaque forme se montre plus fréquemment à une période déterminée de la syphilis, mais les faits acquis et l'analogie conduisent à croire qu'on peut les rencontrer à une époque quelconque: ainsi les infiltrations gommeuses périsynoviales s'observent à une période moins tardive que les hyperostoses ; mais on voit ces deux ordres de lésions coïncider (formes mixtes) et elles peuvent se montrer à tous les âges de la syphilis.

Comme les autres variétés de syphilis articulaire, l'ostéoarthropathie hyperostosique se rencontre souvent dans des cas de syphilis ignorée ou soignée avec indifférence ; mais ce qu'il y a de spécial à cette variété, c'est qu'elle peut se montrer dans le jeune âge par suite de la syphilis héréditaire (obs .XVIII, XIX et XX) dont elle peut, fait digne de remarque, être la première manifestation.

Dans tous les cas elle paraît survenir à une période plus tardive de la syphilis, tandis que nous avons vu l'infiltration gommeuse périsynoviale se montrer dès les premières années de la période tertiaire.

(1) Loc. cit., p. 57.

C'est le plus souvent sans cause déterminante appréciable que se développe la maladie, et l'influence des chocs, contusions et fatigues, invoquée quelquefois, nous paraît contestable.

Les femmes sont plus souvent atteintes et le genou droit est touché de préférence (Méricamp); ensuite, et par ordre décroissant, il faut citer l'articulation sterno-claviculaire, le coude, le cou-de-pied, l'épaule, la hanche (Méricamp).

Remarques comparatives. — L'invasion des arthropathies syphilitiques se fait lentement et sourdement. C'est là un de leurs caractères distinctifs. Nous n'avons vu que M. Richet, dans une ou deux observations d'ostéite articulaire, signaler un début brusque par des douleurs rhumatoïdes erratiques, fixées définitivement sur les extrémités articulaires.

On ne remarque pas cette rougeur diffuse et cet œdème ainsi que cette élevation de la température qu'on peut observer dans les arthrites.

L'observation X de la thèse de M. J. Voisin, dans laquelle il est dit que le tissu cellulaire était œdémateux, est très discutable. Taylor a observé aussi de la rougeur dans des cas de dactylite syphilitique, ce qui est expliqué par le siège superficiel de l'articulation. Mais dans ces cas, le squelette des doigts est fort malade, les jointures sont envahies secondairement, le tissu cellulaire est œdémateux et la peau présente une coloration violacée; de sorte que tous les éléments des doigts sont malades; les lésions articulaires sont peu de chose au milieu de tous ces troubles, et il s'agit là d'une affection toute particulière dont l'étude ne rentre véritablement pas dans notre sujet.

Jamais on n'a signalé la production de fongosités. Enfin l'absence de suppuration est encore un caractère des arthro-

pathies syphilitiques qui les distingue bien nettement des
arthrites, des tumeurs blanches et des ostéites, quelle qu'en
soit la nature, M. Richet disait déjà en 1853 : « L'ostéite.
articulaire non plus que la synovite qui l'accompagne ne
paraît pas avoir de tendance à la suppuration franche ce
qui la différencie complètement de l'ostéite simple » (1).

Cependant, nous ne saurions affirmer que ce caractère
soit absolu, car l'observation de M. Ollier (obs. XIV) mérite
l'attention, et, bien qu'elle soit loin de nous satisfaire complètement, il est difficile de ne pas croire à la nature syphilitique de la lésion qui y est signalée en présence de sa
prompte guérison par l'iodure de potassium.

Les mouvements sont conservés, et lorsqu'ils se trouvent
entravés, cela est dû à l'abondance de l'épanchement articulaire (obs. VII de J. Voisin). La percussion des extrémités
articulaires ainsi que leur tassement sont indolores. C'est
pour tous ces motifs qu'on a raison (Bouilly, Kirmisson,
Méricamp) de s'élever contre l'idée et l'expression d'arthrite
appliquées aux cas de syphilis articulaire.

Dans un cas (obs. IX de J. Voisin) la contracture musculaire fut un obstacle sérieux aux mouvements.

Nous fondant sur ce fait que dans les cas les plus avancés
on n'a trouvé ni chez les malades ni à l'autopsie la moindre
tendance à l'ankylose, nous avons mis en doute l'existence
de ce mode de terminaison. Il n'y a pas en effet d'observation authentique d'ankylose d'origine syphilitique, et si
M. Richet dit : « D'après ce que j'ai vu jusqu'à ce jour, je
crois que la synovite syphilitique avec induration a de la
tendance à se terminer par le passage à l'état fibreux, ce
qui ne laisse pas d'être grave, car l'ankylose, incomplète
peut en être le résultat », nous ferons remarquer que,

(1) Loc. cit, p. 186.

comme on l'a dit, les trois cas de synovite qu'il a publiés ne sont pas très concluants, et que d'ailleurs ils ne se sont pas terminés par ankylose.

M. J. Voisin a pensé trouver dans l'observation II de sa thèse un cas d'ankylose d'origine syphilitique. Elle est relative à un ancien soldat syphilitique, qui présentait une ankylose des deux genoux. Mais lorsqu'on la lit attentivement, on voit que rien ne prouve que les lésions des genoux se soient développées sous l'influence de la syphilis on remarque même qu'elles n'ont été en rien modifiées par l'iodure de potassium, et M. Bouilly, dans sa thèse, nous apprend que M. Nicaise a vu le malade et constaté que les lésions n'avaient rien de caractéristique et ne différaient nullement de celles offertes par plusieurs autres malades examinés comparativement, et atteints d'ankylose à la suite d'arthrite rhumatismale.

M. Bouilly nous apprend encore que Lancereaux n'a jamais constaté d'ankylose d'origine syphilitique.

En même temps que les symptômes articulaires, on constate chez la plupart des malades un certain nombre de lésions syphilitiques, les unes déjà réparées et anciennes, les autres en évolution. Ce sont le plus souvent des gommes ou des lésions osseuses et cela n'a rien de surprenant, puisque les arthropathies ne sont que le résultat d'une lésion analogue, qui par son siége spécial entraîne des conséquences différentes.

L'existence d'une arthropathie prouve que la syphilis est en évolution, et chacun sait qu'en pareille circonstance, elle donne presque toujours naissance à des manifestations multiples. Si de plus on considère que les arthropathies ne surviennent guère que dans les syphilis graves, on ne sera pas surpris de l'extrême fréquence et de la multiplicité des lésions qui coïncident avec elles. C'est

peut-être avec les infiltrations gommeuses périsynoviales
que l'on rencontre le plus de lésions contemporaines, tandis
qu'avec les hyperostoses des extrémités articulaires, on
trouve des lésions anciennes, profondes et graves du squelette. Quoi qu'il en soit, il n'y a rien et ne peut y avoir
rien de précis à ce sujet, ainsi que cela résulte bien nettement de ce que nous avons dit à propos de l'époque d'apparition des accidents syphilitiques et de la manière dont ils
se combinent entre eux.

Diagnostic. — Pour reconnaître l'existence de la syphilis
articulaire, il faut connaître sous quelles formes symptomatiques elle peut se présenter. L'attention étant éveillée
sur ce point, le diagnostic devra et pourra presque toujours
être, fait d'après les seuls caractères locaux (1).

La plupart des malades ne se plaignent en effet que de
leur jointure. C'est au chirurgien qu'il incombe de deviner

(1) Il est à remarquer que dans l'ostéo-arthropathie hyperostosique, la lésion
osseuse étant primitive il sera fréquent d'observer l'intégrité de certains os qui
concourent à former l'articulation et M. Riquet dit page 284 de son mémoire :
« Le gonflement de l'articulation est aussi déterminé par l'hyperostose de l'extrémité articulaire affectée; mais, c'est une chose digne de remarque que le tibia
n'ait paru malade dans aucun des cas que j'ai observés. Le gonflement remontait
d'ailleurs le long du corps de l'os. »

Produire une arthropathie indolente sans trouble fonctionnel sérieux avec un
épanchement articulaire et une hyperostose lisse volumineuse, limitée à un seul
os est bien le propre de la syphilis. Ce point n'a pas échappé à M. Méricamp qui
va même jusqu'à faire de l'altération d'un seul os de l'articulation avec intégrité
des autres un caractère diagnostique important.

Il nous semble que ce fait qu'il conviendra toujours de prendre en considération
n'a pas lui seul de valeur absolue.

Souvent le syphilis agit sur plusieurs os à la fois, et si, par un mécanisme qui
nous échappe, le tibia et le fémur, par exemple, sont atteints du même côté,
l'arthropathie n'en aura pas moins lieu et n'en sera pas moins syphilitique. De
plus, des lésions tuberculeuses d'une extrémité osseuse peuvent très bien reten-
tir sur l'articulation voisine, alors que les autres os qui concourent à la former
sont parfaitement intacts.

la syphilis et d'en rechercher les manifestations présentes ou antérieures.

Nous ne voulons pas répéter ici l'énumération des principaux caractères symptomatiques que nous avons indiqués. Le traitement pourra toujours servir de critérium dans les faits douteux, mais nous pouvons heureusement dire que dans l'immense majorité des cas, le chirurgien attentif pourra porter un diagnostic exact et éviter l'empirique abus du traitement d'exploration.

Cependant dans les cas d'hydarthrose syphilitique simple, les seuls signes locaux ne suffisent pas pour éveiller l'attention, Il faut savoir en pareille circonstance penser à la syphilis, ce qui n'arrive pas toujours, bien que dès 1853. M. Richet ait fait remarquer qu'un bon nombre d'hydarthroses réputées simples et présentant des récidives, ne sont autres que des synovites syphilitiques.

La marche de la maladie sera aussi un guide. En effet, les tumeurs blanches n'acquièrent qu'à la longue le volume qu'une arthropathie syphilitique peut acquérir en quelques semaines.

Enfin dès que les mouvements seront abolis, dès que la peau sera altérée, dès qu'elle présentera des orifices fistuleux, le diagnostic d'arthropathie syphilitique devra être éliminé. Ce n'est donc guère qu'au début que l'on pourra rencontrer quelques difficultés.

C'est surtout en présence des sujets scrofuleux et syphilitiques à la fois qu'on sera le plus embarrassé. On se guidera alors sur la relation qui existera entre la date du début de l'arthropathie et celle de la syphilisation, ainsi que sur les caractères locaux. Si enfin les deux diathèses, combinant leur action, ont modifié l'arthropathie au point d'en faire, une de ces hybridités morbides désignées par Ricord sous le nom de scrofulate de vérole, on ne pourra guère la soupçonner. De tels cas ne sont pas fréquents (la 3e observation des ostéo-synovites de M. Richet en est un exemple) et le traitement aurait toujours pour effet d'améliorer les malades, en s'attaquant à un des éléments morbides et faciliterait ainsi l'action des agents thérapeutiques chirurgicaux ordinaires.

Parmi les affections dont il convient de se défier au point de vue du diagnostic, nous devons signaler l'*hydarthrose chronique* simple, qui, par l'épaississement des tissus péri-articulaires, présente une certaine ressemblance avec les infiltrations gommeuses péri-synoviales.

Les *corps mobiles articulaires* peuvent être confondus avec l'infiltration gommeuse périsynoviale. C'est grâce à leur dureté et leur mobilité extrême qu'on pourra souvent les différencier, mais le diagnostic sera surtout fondé sur la marche de l'affection et son mode de début. Il existe, en effet, des cas dans lesquels les néoplasies syphilitiques simulent complètement les caractères physiques des corps flottants articulaires et notre observation VI en est un bel exemple.

Le début lent, insidieux et l'évolution graduelle de l'infiltration gommeuse périsynoviale, seront dans les cas difficiles un guide sûr, permettant de la distinguer des accidents brusques, inattendus, passagers et sujets à récidive, qui révèlent la présence des corps flottants articulaires.

Il ne nous paraît d'ailleurs, pas inutile de répéter que l'erreur qui consisterait à croire à une syphilis qui n'existe pas, est moins fréquente et moins dangereuse que l'erreur inverse, et qu'avant de pratiquer l'opération du corps étranger articulaire, on n'aura pas à se repentir d'avoir essayé le traitement spécifique.

On évitera aussi l'erreur qui consisterait à prendre pour

des gommes du tissu cellulaire sous-synovial, ces petits pelotons adipeux que l'on rencontre quelquefois de chaque côté du tendon rotulien et qui constituent l'état particulier que l'on désigne sous le nom de *genou gras*.

Le *rhumatisme chronique* monoarticulaire lorsqu'il est chronique d'emblée est d'un diagnostic délicat. Mais en dehors de la coexistence d'une affection cardiaque, l'examen de la jointure permettra de constater que ce sont surtout les milieux articulaires qui sont pris, les os n'ont été altérés que plus tard et leurs saillies, leurs irrégularités diffèrent de l'hyperostose avec perfection des formes qui caractérise la syphilis.

L'arthrite sèche pourrait en imposer par le volume des extrémités osseuses, la conservation des mouvements, l'absence de suppuration, etc. Mais ici encore, on trouvera des rugosités, des inégalités osseuses, au lieu des surfaces lisses et sans relief de l'hyperostose syphilitique. De plus, on pourra trouver des mouvements exagérés et les craquements seront presque toujours plus forts et plus abondants que ceux que l'on rencontre dans la syphilis.

Traitement. — Le traitement mixte est le traitement classique de la syphilis tertiaire.

Les formes sous lesquelles on l'administre sont nombreuses. Nous avons employé de préférence les frictions mercurielles associées à l'iodure de potassium, les croyant plus efficaces que les autres préparations. On prescrit une friction tous les soirs avec 4 grammes d'onguent napolitain, ces frictions sont faites alternativement sur la face interne des cuisses et des bras, en sorte que la même région ne se trouve en contact avec le médicament que tous les 4 jours, ce qui favorise moins les éruptions artificielles.

La friction doit durer 3 à 5 minutes, de façon à mettre la

peau en contacte intime avec la pommade et à favoriser,
ainsi l'absorption. Il convient ensuite de recouvrir la région
d'une flanelle et d'une toile imperméable.

Ces frictions doivent être continuées plus ou moins
longtemps suivant les cas et suivant la susceptibilité des
sujets, mais au bout de 8 jours on peut souvent les suspen-
dre, car à ce moment elles ont produit leur maximum d'action et sont sur le point de déterminer la stomatite.

Cet accident, véritable témoignage de l'absorption médi-
camenteuse, survient quelquefois plus tard, d'autres fois
plus tôt.

Nous l'avons vu se développer dès la 2ᵉ friction. Aussi,
comme il convient de l'éviter, et surtout de supprimer toute
préparation mercurielle, dès qu'il apparaît, l'état de la
bouche devra être attentivement surveillé. On fera bien de
recourir à la poudre dont fait usage M. Vidal comme moyen
préventif et thérapeutique de la stomatite.

Poudre de quinquina............ 15 grammes.
Poudre de ratanhia............. 5 grammes.
Poudre de chlorate de potasse... 5 grammes.

Le malade peut la porter sur lui dans une tabatière et
une dizaine de fois par jour il se frotte les dents et les gen-
cives à l'aide du doigt qui en est enduit.

L'iodure de potassium est administré à doses que l'on
augmente progressivement, suivant les susceptibilités des
sujets, et que l'on peut porter lorsque les cas le nécessitent,
jusqu'à 8 grammes par jour.

Néanmoins dans les cas ordinaires, la dose de 4 grammes
donnera les meilleurs effets. Bon nombre de chirurgiens
estiment même qu'à cette dose on obtient un maximum
d'action qu'on ne saurait dépasser. Nous n'avons jamais
utilisé de doses plus fortes, mais dans des cas rebelles,

nous n'hésiterions pas à le faire. Dans tous les cas il sera prudent de ne pas donner 2 grammes d'emblée, mais bien 0,50 centigrammes les premiers jours, pour obtenir la tolérance des malades.

Il faut d'ailleurs être prévenu que le traitement fait merveille dans les premiers jours, et savoir qu'en 24 ou 48 heures, une articulation touchée par la syphilis peut être en quelque sorte transformée sous son inffuence, mais une fois l'amélioration produite, on est frappé de la lenteur avec laquelle la réparation s'achève, si bien, que chez la plupart des malades la guérison reste incomplète, nous osons le dire, au moins dans les cas d'infiltration gommeuse périsynoviale et d'ostéo-artropathie. Il y a d'ailleurs lieu de tenir compte de l'ancienneté des lésions et M. Ricord a dit : « quand on attaque les tumeurs osseuses à la période de fluxion et de dépôt plastique (qui précède toujours l'ossification), on obtient des résolutions complètes.»

ARTHROPATHIES ATTRIBUÉES A LA SYPHILIS HÉRÉDITAIRE.

D'après Schuller (1), on observe les formes suivantes :

A. *Arthrites subaiguës séreuses avec faible exsudat.* — Décrites chez les enfants syphilitiques par Hueter qui considérait comme caractéristiques des pertes de substances arrondies, à bords taillés à pic dans le cartilage.

Dans un cas observé par l'auteur, terminé par la résection, ou les symptômes généraux avaient fait craindre une suppuration articulaire, on ne trouva qu'une injection de la synoviale remplie d'un peu de liquide louche. Il y a là une indication de ne pas intervenir hâtivement.

B. *Arthrites gommeuses.* — Mêmes phénomènes que dans la syphilis acquise.

C. *Arthrites provenant d'une périostite, ostéite ou ostéomyélite voisine.* Les auteurs ne fournissent sur ce point que des données incertaines. Schuller a vu un cas de ce genre chez une fillette, qui souffrait d'une ostéite syphilitique du fémur.

D. *Arthrite dépendant d'une lésion épiphysaire spécifique.* — Pendant que les formes signalées plus haut sont suffisamment claires dans leur pathogénie, il n'en

(1) Archives de Langenbeck, t. XXVIII et Gazette hebdomadaire, 1882, n. 44.

est pas de même de cette dernière. Ces cas commencent par une [tuméfaction importante et rapide d'une épiphyse, puis apparaît de la synovite : la capsule s'épaissit, l'articulation est fléchie et douloureuse; pas de fièvre.

Nous n'avons pas de données suffisantes, pour confirmer ou infirmer les idées émises par Schuller. Nous croyons néanmoins pouvoir dire qu'elles laissent des doutes dans notre esprit.

Parfois il se fait un décollement du périoste, et une suppuration articulaire. Toute l'épiphyse peut-être séparée de la diaphyse par la suppuration.

Nous devons rappeler ici que l'ostéo-arthropathie avec hyperostose peut se développer sous l'influence de la syphilis héréditaire, et qu'elle se manifeste par les mêmes symptômes que lorsqu'elle résulte de la syphilis acquise.

Signalons enfin une variété d'arthropathie déformante, que M. Méricamp attribue à la syphilis héréditaire. Nous ne saurions mieux faire que de placer ici la note qu'il a bien voulu rédiger pour nous à son sujet :

« Il nous a été donné d'observer et de décrire pour la première fois, une forme spéciale d'arthropathie syphilitique tertiaire à laquelle nous avons donné le nom d'*arthropathie syphilitique déformante.*

Il n'en est fait aucune mention dans des conclusions fort obscures, il faut le dire, énoncées par M. Schüller dans un numéro tout récent des archives de Langenbeck, quoique ces conclusions visent à la fois et les arthropathies de la *syphilis acquise*, et celles de la *syphilis héréditaire*.

L'arthropathie syphilitique déformante, nous l'avons décrite comme appartenant, jusqu'à plus ample informé, à la syphilis héréditaire.

Notre description repose sur deux observations : la première malheureusement trop brève, en raison de son importance, appartient à Duménil (de Rouen), et a été publiée dans l'excellente Thèse de Gressent, en 1874 ; la seconde a été recueillie par nous, en 1882, dans le service de M. le Professeur Fournier.

Chez le malade de Duménil, l'arthropathie était unique et selon toute apparence congénitale : le coude droit seul était atteint. La tête du radius était hypertrophiée, déformée, allongée, mais l'olécrâne était intact ; le bord externe de l'humérus, également déformé, se prolongeait de trois centimètres plus bas qu'à l'état normal ; aucune douleur dans la jointure : l'avant-bras droit est immobilisé dans la pronation ; l'observation est muette sur les mouvements de flexion et d'extension, mais comme elle dit qu'il y avait simple gêne des mouvements, « il est légitime de conclure à la presque entière conservation de ces mouvements et à la localisation des lésions dans *l'articulation radio-humérale*. »

Chez notre malade l'affection a débuté vers l'âge de 5 ans, et a été *polyarticulaire*, envahissant les deux coudes et l'épaule droite.

Le coude gauche est relativement peu atteint ; rien dans l'humérus et dans l'olécrâne ; mais la tête radiale est très hypertrophiée, et forme en arrière et en dehors une saillie considérable ; de cette déformation de la tête radiale résulte que l'avant-bras au lieu de faire avec le bras un angle obtus ouvert en dehors, forme au contraire un angle obtus ouvert en dedans. Au demeurant, tous les mouvements sont conservés, sans craquements articulaires.

Du côté de l'épaule droite, nous notons seulement des craquements articulaires, et une saillie pyramidale, située

sur la face externe de l'extrémité supérieure de l'humérus.
saillie que soulève le deltoïde.

Le coude droit est déformé à tel point, qu'on pourrait au
premier abord songer à une luxation complète en arrière;
l'olécrâne a sa forme et sa situation normales, mais la tête
radiale hypertrophiée, forme en arrière une saillie cuboïde
considérable. De même l'humérus est déformé; un peu au-
dessus de la tête radiale, à très peu de distance de l'interligne
radio-huméral, est une saillie ossseuse de 1 centimètre de
diamètre; au-dessus de l'épitrochlée sur le bord interne de
l'humérus est une seconde saillie, de forme conoïde. Point
de douleurs. Intégrité presque complète des mouvements
de flexion et extension; gêne considérable, au contraire, et
craquements articulaires pendant les mouvements de l'articulation radio-humérale; ici encore, de même que dans
l'observation de Duménil, ce sont les extrémités osseuses
adjacentes à l'interligne radio-huméral qui ont été principalement, presque exclusivement atteintes.

Les déformations que nous venons de passer en revue
ne permettent évidemment pas de dénier à l'arthropathie,
qui nous occupe en ce moment, l'appellation *d'arthropathie
déformante*.

Dans quelle catégorie la placer? Au premier abord, en
raison de la déformation, ou pourrait songer soit aux
arthropathies nerveuses, soit à l'arthrite sèche. Mais cette
arthropathie n'a avec les arthropathies nerveuses et l'arthrite sèche qu'un point de contact, la déformation; sur
tous les autres points la dissemblance est flagrante. D'un
autre côté l'arthropathie, chez le malade de Duménil est
ou paraît congénitale; ne s'agirait-il là que d'un vice de
conformation des articulations? On serait bien empêché
de placer cette difformité articulaire dans l'un quelconque
des vices de conformation connus; du reste l'analogie

frappante des malformations articulaires chez le malade de Duménil et chez notre malade, suffirait à lever tous les doutes.

La syphilis en revanche explique tout : et la lésion congénitale chez le malade de Duménil, puisque la syphilis fœtale n'a pas un contradicteur, et la forme même de la lésion chez nos deux malades, en raison de faits anatomopathologiques aujourd'hui connus de tous.

M. le professeur Parrot, dans ses remarquables travaux sur la syphilis héréditaire étudiée plus particulièrement chez les enfants, a montré combien étaient fréquents les ostéophytes dans les syphilis infantiles. Ces ostéophytes sont d'après cet auteur la lésion la plus caractéristique de la syphilis infantile ; ils peuvent siéger sur tous les os ; ils ont une prédilection marquée pour le crâne (Ex : le crâne nasiforme) ; mais *siègent de préférence à l'extrémité inférieure de l'humérus ;* ainsi se trouvent expliquées les saillies ostéophytiques qui ont si notablement altéré le coude chez nos deux malades, déformant l'extrémité inférieure de l'humérus, hypertrophiant, épaississant ou déformant la tête radiale.

De plus, l'observation que nous avons rapportée est remarquable par l'atrophie de l'humérus correspondant à la lésion articulaire la plus intense.

La syphilis nous donne encore la clef de cet arrêt d'accroissement évidemment lié à des modifications subies par des cartilages de conjugaison. Telle est la puissance de la syphilis infantile que non seulement elle détermine des lésions ostéophytiques, mais encore altère les cartilages de conjugaison, au point de les gélatiniser, d'où possibilité de décollements épiphysaires et de pseudo-paralysies. Qui peut le plus, peut le moins. Si le décollement

épiphysaire est possible dans la syphilis héréditaire, à plus
forte raison les fonctions des cartilages d'accroissement
peuvent être ou abolies ou atténuées, d'où arrêt d'accroissement de l'os. Telles sont sommairement exposées les rai-
sons pour lesquelles nous croyons inattaquable notre
variété d'arthropathie syphilitique déformante. »

PIÈCES JUSTIFICATIVES

OBSERVATION I.

M. Verneuil (Gazette hebdomadaire, 1873, p. 22;. Hydarthrose syphilitique à la
période tertiaire, gomme sous-cutanée de la région du genou.

Un garçon de 24 ans entre dans mon service au mois d'avril de cette
année pour une hydarthrose du genou gauche. Le mal datait d'une
quinzaine de jours : il était survenu, sans cause appréciable, ni fatigues, ni chute, ni contusion, ni refroidissement, ni rhumatisme. La
douleur était nulle, les mouvements à peine gênés. Il y avait seulement
un peu de faiblesse. En examinant la face interne du tibia du même
côté, je remarquai une *tuméfaction* notable que le malade n'avait pas
aperçue, bien que *de temps en temps* et tout récemment encore il ressentit des *douleurs à ce point*. Sur l'autre jambe, on constatait des cicatrices arrondies, brunâtres, indice certain de syphilides ulcéreuses
guéries. Le malade *niait la syphilis* et reconnaissait seulement avoir eu
un échauffement plusieurs années auparavant.

Je n'opposai à l'hydarthrose *aucun traitement local*, bien qu'elle fût
assez considérable. Je n'imposai *pas même le repos* absolu de la jointure
si indispensable à la cure de cette affection. Je me contentai d'instituer
le traitement mixte : protoiodure le matin, iodure de potassium le soir.
En moins de dix jours, l'hydarthrose avait presque disparu. Le malade
sortit après vingt jours de traitement tout à fait guéri de son épanchement. Les douleurs vagues du tibia avaient également cessé.

Le diagnostic posé dès le premier jour se trouva donc justifié. Il s'a-
gissait en réalité d'une *hydarthrose contemporaine des accidents tertiaires*.

On pourrait croire que l'hydropisie articulaire résultait de la propagation jusqu'à la synoviale de l'ostéite du tibia. Je ferai remarquer que
cette ostéite était très légère, localisée dans les couches superficielles de
l'os, située à plus de 13 centimètres de la jointure et séparée d'elle par
l'épiphyse supérieure du tibia tout à fait saine et encore distincte de la
diaphyse à cet âge.

OBSERVATION II.

Verneuil (Gazette hebdomadaire, 1873). Gomme suppurée extra-articulaire. Hydarthrose considérable du genou. — Tumeurs lymphatiques de la cuisse.

M..., 26 ans, journalier, entre le 5 *septembre* 1872, salle Saint-Louis, n° 1, à l'hôpital Lariboisière.

Cet homme est de stature moyenne, de constitution robuste et n'a jamais eu de graves maladies.

Plusieurs blennorrhagies avant vingt ans ; en 1865 chancre mou rapidement guéri ; en 1867 *chancre infectant*, inoculation négative, plus tard roséole. Séjour de deux mois à l'hôpital du Midi ; traitement nul pendant ce séjour et depuis aucun accident secondaire dans les années suivantes. M... se considérait comme guéri. *Il y a seize mois* environ *le genou droit devint malade*, la *tuméfaction* aurait commencé par le côté *interne*, au niveau du condyle fémoral. Peu à peu, elle s'est étendue, et a fini par envahir la région tout entière. *Jamais* il n'y a eu de *douleurs* vives, mais seulement de la *raideur*, de la *faiblesse* et de la *fatigue* à la suite de la marche ou du travail.

Il y a un mois environ, une plaque d'un rouge violacé s'est montrée au côté externe de l'articulation, et en moins de quinze jours elle s'est tuméfiée, ramollie et ulcérée. C'est alors que M... s'est décidé à entrer à l'hôpital.

Voici ce que nous constatons : genou droit considérablement tuméfié, la circonférence mesure cinquante centimètres ; le gonflement occupe toute la région, mais remonte surtout en haut vers le cul-de-sac de la synoviale sans être exactement limité à ce niveau.

On reconnaît sans peine une collection liquide dans la jointure : la fluctuation et même la sensation de flot sont très marquées, la rotule est fort éloignée des condyles et très mobile latéralement ; la mollesse extrème de la tumeur indique que la *synoviale* est distendue et *non épaissie, ni fongueuse*.

Au côté *externe* de la jointure, au niveau du condyle du fémur, ulcération irrégulière de l'étendue d'une pièce de cinq francs, à bords taillés à pic, un peu déchiquetés et décollés, comprenant toute l'épaisseur de la peau ; les bords sont violacés, livides ; le fond est inégal, recouvert d'une pulpe grisâtre, de débris sphacélés et adhérents et d'un pus mal lié et sanguinolent ; la peau, vers la partie supérieure de l'ulcère, est décollée dans l'étendue de quatre à cinq centimètres, la pression fait sortir de cette arrière-cavité un pus mélangé de détritus mortifiés. La coloration livide du tégument ne se montre qu'au niveau du clapier et dans une zone de quinze à vingt millimètres autour de l'ulcère ; partout ailleurs, sur le reste de la tumeur, le tégument a sa coloration normale, sauf en dedans, où un large vésicatoire a été précédemment appliqué.

Au reste indolence complète, nulle douleur au toucher ni quand on presse les surfaces articulaires les unes contre les autres. Le genou est dans l'extension complète, mais on peut le fléchir à angle droit ; au delà on provoque une sensation incommode à la partie antérieure du genou.

Il était facile de reconnaitre dans l'ulcération *tous les caractères d'une gomme sous-cutanée, ramollie et ulcérée* : elle s'était développée dans le tissu conjonctif sous-cutané, mais heureusement *restait séparée de la synoviale par l'aponévrose fascia lata, très épaisse,* comme on le sait, dans cet endroit.

Les ganglions inguinaux n'étaient pas gonflés, mais en revanche, en remontant vers le pli de l'aine, on trouve sous la peau, saine du reste, et à des distances variables, trois masses aplaties, indurées, allongées, irrégulières, d'une longueur variant entre 2 et 3 centimètres et qui paraissent adhérer aux muscles sous-jacents, car mobiles dans le repos du membre, elles deviennent fixes au contraire quand on fait contracter le triceps ou qu'on distend ce muscle par la flexion de la jambe.

Ce sont probablement des gommes à l'état de crudité. Peut-être s'agit-il de ces lymphomes syphilitiques que j'ai décrits dans un autre travail sous le nom de lymphangiome tertiaire (tumeurs gommeuses de la région inguinale). La plus volumineuse de ces tumeurs est assez rapprochée de l'ulcération ; elle occupe la réuion du tiers inférieur avec le tiers moyen de la cuisse.

L'état général du malade est excellent : toutes les fonctions s'accomplissent à merveille, en aucun point du corps ne se trouve une manifestation quelconque de la syphilis. Cependant le diagnostic me parait évident et j'institue sur le champ le traitement suivant :

Injections détersives quotidiennes dans le foyer de décollement et pansement de l'ulcération avec l'emplâtre de Vigo ; immobilisation complète du membre dans une gouttière pour conjurer autant que possible le danger de l'ouverture secondaire de la synoviale ; badigeonnages du reste du genou avec la teinture d'iode.

A l'intérieur, pilule de protoiodure de 0,05 centigr. tous les matins, et le soir 1 gramme d'iodure de potassium, alimentation substantielle.

Au bout d'une semaine, l'amélioration est très marquée. Le décollement diminue, le pus devient homogène et de bonne nature, la plaie est recouverte de bourgeons charnus, roses et vivaces, l'épanchement articulaire diminue sensiblement.

Le 1er octobre. — La plaie, presque tout à fait comblée, présente à peine les dimensions d'une pièce de 1 franc. La teinte livide des bords est effacée, les tumeurs sous-cutanées de la cuisse tendent à disparaître ; la circonférence du genou, au niveau du bord supérieur de la rotule, n'est plus que de 38 cent. Malgré mes représentations, le malade, ennuyé du repos au lit et s'imaginant que tout danger est fini, quitte l'hôpital.

« Ce fait présente de curieux la coexistence en une même région de deux lésions bien distinctes : l'hydarthrose et la tumeur gommeuse. Il est difficile de déterminer quelle influence elles ont eue l'une sur l'autre. *On pourrait croire que l'hydropisie a eu pour cause l'irritation de voisinage provoquée par la gomme, mais celle-ci ne s'est montrée que très tardivement, quinze mois après le début du gonflement articulaire,* lequel d'ailleurs a envahi tout d'abord le côté opposé de la jointure. Comme dans l'observation précédente, *l'hydarthrose est donc née directement sous l'influence de la syphilis,* et peut-être faut-il lui rapporter la détermination locale de l'éruption gommeuse.

« Quoi qu'il en soit, les deux lésions étaient de même nature, car elles ont cédé simultanément et rapidement au traitement spécifique.

OBSERVATION III.

Due à l'obligeance de M. Fournier, in thèse de Plateau, p. 40.

Hydarthrose de la période tertiaire. — Hydarthrose ancienne.

Il y a *quatre ans* environ Mme X... a eu une éruption de boutons, de taches, très intense, des maux de gorge, a perdu ses cheveux. De plus, maux de tête très violents. Traitements divers dont elle ne peut spécifier la nature.

Le 8 juillet 1872 M. Fournier l'examine et constate l'existence d'une *exostose de la clavicule* considérable, ayant été très douloureuse au début et maintenant presque indolente.

Cette dame est affectée d'une *hydarthrose* du *genou droit* dont le *début remonte à 2 ans.* Cette hydarthrose *très volumineuse* est du reste *indolente,* et quoique apportant une *certaine gêne dans la marche, ne force pas le moins du monde la malade à interrompre ses occupations journalières.*

Jamais de rhumatisme. Cette dame a toujours joui d'une bonne santé jusqu'à l'apparition de ces accidents syphilitiques. *Plusieurs traitements* ont été institués contre l'hydarthrose : bains de vapeurs, vésicatoires, badigeonnages de teinture d'iode, tous ont été sans *résultat.*

M. Fournier lui ordonne 3 *gr. d'iodure de potassium* par jour.

Le 19 juillet, l'hydarthrose a considérablement diminué. L'exostose·
toujours absolument indolente, a peu diminué.

Le 12 août. — L'hydarthrose est complètement *guérie.* Le genou a
repris des *dimensions presque normales* : à peine est-il plus volumineux
que l'autre. *Pas de craquements* dans l'articulation.

L'exostose est stationnaire.

OBSERVATION IV
(In thèse de Plateau, p, 54).

Hydarthrose syphilitique de la période tertiaire (du genou), Douleurs ostéocopes
— Hydarthrose à répétition.

La nommée S. A. âgée de 23 *ans*, blanchisseuse, entre le 17 février
à l'hôpital Saint-Louis, salle Saint-Thomas, n° 9 dans le service de
M. le Dr Fournier.

Cette malade a eu les *premiers accidents* syphilitiques *il y a trois ans,*
elle fut, à cette époque, soignée pendant cinq semaines environ dans
le service de M. le Dr Hillairet.

Elle fit de nouveau, l'année dernière, un court séjour à Saint-Louis
pour une affection traumatique du bassin à la suite d'une grossesse.

Depuis qu'elle a quitté le service de M. Hillairet, c'est-à-dire depuis
trois ans, la malade n'a suivi aucun traitement. Elle entre actuellement à Saint-Louis pour y être traitée d'une syphilide circinée de
l'avant-bras droit.

Pertes blanches avec érosion d'irritation à la vulve. Rien à l'urèthre.
Rien au col.

Jamais de rhumatisme antérieur. Rien au cœur. Rien dans les articulations. Traitement externe.

Pansement de la syphilide avec du taffetas de Vigo. Traitement
interne : 1 pil. proto-iodure de mercure, 3 grammes d'iodure de potassium.

La malade se plaint de douleurs vagues dans les membres depuis
plusieurs jours, notamment dans les épaules. Mais une exploration
attentive permet de constater que la douleur existe surtout au niveau
de l'humérus et que les mouvements de l'articulation ne sont pas douloureux.

Douleurs dans les jambes, surtout provoquées par la pression sur
les tibias.

Douleurs dans le cou perçues surtout à la pression des vertèbres.

Toutes ces douleurs sont spécialement nocturnes. Jamais la malade
n'a eu de rhumatisme; elle n'en connaît pas de cas dans sa famille
(parents, sœurs).

Le diagnostic posé alors est celui de pseudo-rhumatisme syphilitique. Lésions osseuses tertiaires (douleurs ostéocopes).

Tout en continuant la pilule de proto-iodure, on augmente de 2 grammes la dose d'iodure de potassium, ce qui porte à 5 grammes la quantité quotidienne du médicament.

Le 12 *mars*. — On constate que le genou gauche est le siège d'une hydarthrose, survenue sans cause : la malade ne s'étant pas exposée au froid, n'ayant subi aucun traumatisme. On place simplement le membre inférieur gauche dans une gouttière et le traitement spécifique est continué. L'épanchement n'est pas très considérable. Aucune réaction générale. Téguments sans rougeur ni chaleur anormale.

22 *mars*. — L'hydarthrose a considérablement diminué.

23 *mars*. — La malade se plaint aujourd'hui du genou droit ; on ne constate presque plus de liquide dans le genou gauche.

26 *mars*. — L'hydarthrose du genou gauche a complètement disparu Les douleurs sont moindres.

Jusqu'au 12 avril les douleurs, quoique beaucoup diminuées, persistent dans le genou gauche et au niveau du genou droit, à la tête et autour de la tête du péroné : du reste pas d'épanchement de ce côté.

Aujourd'hui, 12 avril, un peu de liquide a réapparu dans le genou gauche. Le membre inférieur gauche est de nouveau placé dans une gouttière et cette fois on applique une couche de teinture d'iode sur l'articulation malade.

Les douleurs ostéocopes du tibia gauche persistent toujours. En même temps les douleurs rhumatoïdes qui affectaient surtout l'épaule droite, ont leur siège maintenant au niveau du coude et de la moitié inférieure du bras de ce côté. Les mouvements articulaires de flexion se font librement et sans douleurs mais la supination et la pronation sont impossibles : ce sont des douleurs musculaires.

22 *avril*. L'épanchement a totalement disparu. Les douleurs sont extrêmement diminuées et quand la malade sort le 5 mai, elle marche très facilement depuis quelques jours.

Fin juin. — Nous avons revu cette malade qui revient de temps en temps à la consultation. Le traitement est rigoureusement suivi ; les douleurs rhumatismales et l'hydarthrose paraissent définitivement guéries.

OBSERVATION V.

Inédite, communiquée par M. T, Barthélemy.

Hydarthrose du genou. Hyperostose du tiers inférieur du tibia. Perostose gommeuse orbitaire. Cicatrices de syphilides ulcéreuses.

R... (Julien), 25 ans, bijoutier, entré le 31 mai 1877 à l'hôpital Saint-Louis, salle Saint-Louis, n° 35, service de M. Fournier.

Parents bien portants. Pendant son enfance, il n'a eu rien autre chose que la gourme. Il est d'apparence frêle et paraît plus jeune qu'il n'est en réalité. A 18 ans 1/2 il contracta un chancre dont il fut soigné au Midi, puis à Saint-Louis. La guérison en fut obtenue en trois mois environ. Il a détruit le frein et a causé une perte de substance encore très appréciable d'une petite portion de la couronne du gland. Presque aussitôt après, survinrent des syphilides ulcéreuses sur les jambes, le tronc, la face, où elles ont laissé des cicatrices assez grandes, ovalaires et présentant tous les caractères de celles de ce genre.

Après la cicatrisation des ulcérations, qui eut lieu en deux mois et demi à trois mois, il lui survint bientôt un accident plus grave encore. Il n'y avait guère que dix mois qu'il avait eu son chancre et bientôt le voile du palais était atteint et perforé. La perforation s'agrandit si rapidement qu'en un mois et demi le voile du palais était complètement détruit.

A partir de ce moment, le malade a éprouvé, à diverses reprises, des douleurs dans les membres, au niveau de la malléole interne droite notamment ; il vit aussi survenir de nouveau quelques syphilides cutanées.

De plus, trois fois déjà, il avait été arrêté par l'affection du genou qu'il présente encore aujourd'hui ; il en souffrait, le genou se tuméfiait et, chaque fois, il fut, soit au Midi, soit à Saint-Louis, soumis à l'iodure de potassium qui le guérissait facilement. La première fois que pareil accident survint, c'est dans les six premiers mois qui ont suivi le début de la syphilis ; il se reproduisit encore au commencement de l'année dernière, en même temps que le malade était atteint d'un phlegmon du coude gauche.

Voilà à peu près un an qu'il a quitté l'hôpital pour la dernière fois il restait sans nouvelles manifestations et pouvait travailler. Mais, il y a un mois, il a commencé de nouveau à souffrir du genou gauche et de la jambe droite ; les douleurs étaient surtout fortes à partir de 6 heures du soir et duraient une bonne partie de la nuit ; puis la marche est devenue de plus en plus difficile et le genou, peu à peu, est devenu très gros ; en même temps, une tuméfaction notable se montrait au niveau de la partie externe du rebord orbitaire gauche.

On voit, en effet, et on sent à ce niveau un épaississement très appréciable de l'os sur lequel la pression est douloureuse.

La malléole interne et presque la moitié inférieure du tibia sont aussi augmentées de volume, très douloureuses à la pression et dans les mouvements. C'est une hyperostose très accentuée donnant à la circonférence malléolaire deux centimètres de plus de ce côté que de l'autre. Sur le reste du tibia on sent de petites inégalités et le moindre contact est sensible également.

Quant au genou gauche, il est très gros, très distendu. On voit que le cul-de-sac synovial est soulevé par une grande quantité de liquide, ensuite qu'on a en ce point une saillie arrondie qui contraste avec l'amaigrissement de la cuisse dont les muscles sont moins épais et plus flasques que de l'autre côté. Par la palpation, il est facile de s'assurer que l'articulation est, en effet, le siège d'un épanchement considérable. Les mouvements n'en sont pas très douloureux, mais la pression sur la rotule l'est, au contraire, beaucoup.

Notons comme lésion acquise que le voile du palais est presque totalement détruit ; il n'en reste que les piliers antérieurs qui partent directement de la voûte ; en sorte qu'on a une large ouverture qui permet de plonger le regard jusque dans l'arrière-cavité des fosses nasales. Iodure de potassium, 4 gr. Vésicatoire sur le genou.

11 juin. Amélioration considérable ; une compression faite sur le genou après le vésicatoire a complété l'action du traitement général, et il ne reste aujourd'hui qu'une très minime quantité de liquide de l'articulation. L'exostose orbitaire a aussi beaucoup diminué de volume.

L'hyperostose tibiale reste à peu près stationnaire, mais le malade en souffre beaucoup moins.

L'hydarthrose a disparu, mais il reste une altération des surfaces articulaires déterminant des frottements et des craquements dans les mouvements.

Les lésions osseuses persistent, mais sont beaucoup moins douloureuses. Le malade demande à sortir.

OBSERVATION VI.

Infiltration gommeuse périsynoviale. Corps mobile articulaire syphilitique. Epanchement articulaire. Guérison par le traitement mixte.

C... (Germain), 30 ans, forgeron-mécanicien, né à Dijon ; il fut soldat pendant la guerre comme engagé volontaire. Il a voyagé avant la guerre, comme ouvrier, dans presque toute l'Europe et s'est fixé à Paris depuis sept ans.

Il s'est marié en 1873. Il a eu deux enfants ; le dernier est né huit jours avant son entrée à l'hôpital. Sa femme a eu une fausse couche, mais elle est très bien portante.

Son premier enfant est une petite fille qui avait 3 ans 1/2 au moment de son entrée à l'hôpital ; jamais elle n'a été atteinte d'éruptions, de clous, d'ulcérations, de glandes au cou. Elle a eu mal à un œil pendant neuf ou dix mois et porte encore une légère taie.

Les parents de notre malade ont joui d'une santé parfaite.

Lui-même n'a eu aucune maladie sérieuse. Il n'est pas scrofuleux. Il a reçu, pendant la guerre, un coup de sabre à la main et une balle à la tête.

A l'âge de 20 ans, il a eu une coulante avec douleur en urinant ; elle a duré un ou deux mois. En même temps, il avait dans la rainure balano-préputiale un petit bouton avec écorchure qui a duré environ un mois, suintant un peu.

On voit, à cette place, un peu à droite du frein, une cicatrice évidente. Il n'aurait eu ensuite ni plaques muqueuses, ni roséole, ni alopécie, ni adénites, ni maux de tête.

En 1878, il est venu, à la face externe de sa cuisse droite, un bouton qui s'est ulcéré. Il a été traité et guéri par les cataplasmes et l'iodure de potassium. On voit encore à sa place une cicatrice de la grandeur d'une pièce de 5 francs à forme générale arrondie formée par des petits îlots blanchâtres, un peu durs, [en partie continus, en partie séparés par des intervalles de peau saine.

A peu près à la même époque, il s'est formé, sur le bord externe du bord poplité gauche, un bouton qui s'est ulcéré. Le malade est venu consulter à Saint-Louis. On lui a donné de l'iodure de potassium. Après six semaines ou deux mois, il était guéri. Il porte encore, dans le pli du creux poplité gauche, deux cicatrices voisines l'une de l'autre, arrondies, grandes comme deux pièces de 1 franc, lisses, entourées d'une zone d'environ 1 centimètre, moins souple et pigmentée, bronzée, dont la teinte va se dégradant à la périphérie.

On trouve, dans le triangle sus-claviculaire droit une chaîne verticale de ganglions petits et indolores. Il existe aussi une pléiade ganglionnaire dans les aines.

En 1880, 4 mois 1|2 avant son entrée à l'hôpital, il a commencé à éprouver une grande lourdeur de la jambe droite, avec difficulté à plier la jambe. Le genou est devenu un peu gros et, en deux ou trois jours, il aurait à peu près acquis le volume qu'il présente aujourd'hui.

Dès cette époque, le malade a remarqué qu'il portait, au-dessus du ge-

Defontaine.   3 .

nou droit, vers le côté interne et en avant, une grosseur qu'il porte encore aujourd'hui et qui a peu grossi.

Les troubles fonctionnels sont restés à peu près stationnaires. Comme le malade est obligé, par sa profession, à se tenir debout toute la journée, et à faire tous les jours une heure de chemin à pied pour se rendre à son travail et en revenir, il est fatigué par la marche. Aussi, voyant qu'il ne pourra pas continuer longtemps son métier, il entre à l'hôpital Saint-Louis, salle Sainte-Marthe, n° 26, service de M. Péan, le 21 janvier 1881.

Jamais il n'a eu aucun traumatisme du genou. Il explique très nettement que la gêne fonctionnelle de son genou est d'autant plus grave qu'il l'a fait manœuvrer et l'a fatigué davantage.

En examinant son genou droit, on est frappé d'une saillie molle située au-dessus de la rotule, au côté interne et faisant venir, à première vue, l'idée d'une tumeur développée dans le triceps ou le tissu cellulaire de la région.

Au-dessus et au dehors de la rotule, on voit une plus grande saillie des parties molles que du côté opposé et la palpation montre immédiatement qu'elle est due à leur soulèvement par du liquide accumulé dans la synoviale.

La rotule est soulevée et le liquide peut être facilement refoulé des culs-de-sacs supérieurs de la synoviale à ses culs-de-sacs inférieurs sous-rotuliens. Si on le laisse refluer dans les culs-de-sacs supérieurs, on voit qu'ils se distendent, surtout l'interne qui remonte à 10 centimètres au moins au-dessus d'une ligne horizontale passant par le bord supérieur de la rotule.

Quand on palpe avec soin et profondément le cul-de-sac supérieur interne, on sent bien vite une masse mobile, bien connue du malade, indolente à la pression, glissant sous le doigt et rappelant soit un corps flottant articulaire, soit un épaississement du cul-de-sac synovial en son point de réflexion ou sur le feuillet fémoral de ce cul-de-sac séreux. Cette masse est longue de 4 centimètres environ, large de 2, à direction à peu près transversale, dure, résistante au centre, mais à contours diffus et donnant la sensation que pourrait donner, par exemple, un petit os entouré de parties molles qui lui adhéreraient et seraient mobiles avec lui s'il était senti à travers la peau et le tissu cellulaire sous-cutané.

Dans le cul-de-sac externe, on sent un corps mobile, arrondi, de 3 centimètres de diamètre et qui fuit avec une agilité extrême sous la pression des doigts, il paraît alors se cacher derrière le tendon du triceps.

La mesure comparative des deux genoux donne : circonférence sous-rotulienne 40 1|2 à droite et 36 à gauche.

Circonférence sous-rotulienne, 39 à droite, 37 à gauche.

Le diamètre de la rotule est de 7 à droite et 6 à gauche.

Les muscles du mollet parraissent un peu plus flasques que ceux du côté opposé, mais ceux de la cuisse semblent intacts.

Traitement. — Frictions tous les soirs avec 4 grammes d'onguent napolitain faites alternativement à la face interne des cuisses et des bras. Iodure de potassium, 1 gramme par jour.

Dès le 27 janvier, le genou a énormément diminué de volume et la plaque indurée que l'on avait constatée dans le cul-de-sac interne de la synoviale est diminuée de moitié. Ses dimensions sont réduites à 1 centimètre sur 2. L'iodure de potassium est porté à la dose de 2 grammes.

Le 5 février, la plaque du cul-de-sac interne est encore diminuée et le corps mobile arrondi du cul-de-sac externe semble réduit à 2 centimètres de diamètre ; il parait surtout diminué en épaisseur, aplati. Il n'y a plus que des traces de liquide dans l'articulation.

La mesure comparative de la circonférence des deux genoux ne donne plus que 1 centimètre en faveur du côté malade. La largeur de la rotule ne diffère que de 1|2 centimètre de celle du côté opposé.

Le 6 février, un peu de stomatite apparait. On cesse les frictions mercurielles, on continue l'iodure de potassium.

Le 17 février, le genou ne contient plus de liquide, la masse du cul-de-sac interne est presque disparue, mais le corps mobile du cul-de-sac externe persiste quoique diminué.

Le malade sort.

Le 19 novembre 1880, c'est-à-dire près de deux ans après, je suis allé revoir ce malade.

Il a continué l'iodure de potassium pendant quinze jours. Après a sortie de l'hôpital et depuis ce temps, il est resté complètement guéri et a pu continuer son travail comme s'il n'avait jamais été malade.

L'examen de son genou nous fait voir qu'il n'y a pas trace de liquide dans l'articulation, qus la synoviale semble présenter encore un épais sissement sous forme de nodule très appréciable au niveau de son cul-de-sac interne et qu'au contraire le corps mobile arrondi du cul-de-sac externe, qui avait paru résister davantage au traitement, semble entièrement disparu.

Comme le malade nous dit qu'il éprouve à nouveau, depuis quelque temps, une sensation de tension dans l'articulation, nous lui conseillons de prendre à nouveau de l'iodure de potassium.

Signalons en passant que l'enfant de ce malade, né huit jours avant son entrée à l'hôpital, est actuellement en parfaite santé, grand et fort pour son âge et n'a jamais eu la moindre maladie.

OBSERVATION VII.

Corps étrangers du genou. Opération résolue. Disparition inattendue de ces corps
sous l'influence de l'iodure de potassium. (Th. de Toussaint, Résumée.)

B..., 32 ans, journalier, a eu autrefois, à diverses reprises, de l'enflure des jambes et des douleurs des genoux. Attribuant son mal à
l'humidité, il quitta sa profession de corroyeur, mais le gonflement des
genoux persista. Il y a neuf ans, un médecin reconnut dans le genou
gauche la présence de deux corps mobiles, l'un du côté interne, l'autre
du côté externe de l'articulation. Lorsqu'un de ces corps venait se placer en arrière de la rotule, il occasionnait une vive douleur qui forçait
le sujet à s'arrêter tout à coup, et cet accident rendait chaque fois
pour quelques jours le genou volumineux et douloureux.

En 1880, les eaux d'Aix ayant échoué, le malade entra à l'hôpital le
22 juin 1880. A son arrivée on constate une tuméfaction considérable
du genou gauche, les cul-de-sacs sont fortement distendus, la fluctuation et le choc rotulien très nets. Pas de douleur. Flexion un peu limitée par l'abondance de l'épanchement.

Sur la face interne et sur la face antéro-externe du genou, la palpation fait découvrir deux petites masses dures, mobiles, grosses comme
une petite noix ; celle qui se présente habituellement à la face antéro-
externe n'est pas toujours sentie dans le même point, et échappe complètement à l'exploration en fuyant derrière la rotule.

A la face interne du même genou et sur la face antérieure de la
jambe sont deux cicatrices cuivrées, en partie ulcérées, et d'origine
manifestement syphilitique. Avant de procéder à une opération, on
tient à obtenir la cicatrisation complète des ulcérations qui pourraient
compromettre les incisions que l'on devra pratiquer pour extraire les
corps étrangers.

C'est dans ce but que le malade fut soumis à un traitement par l'iodure de potassium. Les corps étrangers mobiles diminuèrent peu à peu,
et après quarante-huit jours ils avaient disparu. On avait ainsi obtenu
un résultat qu'on n'attendait pas.

OBSERVATION VIII.

Masse gommeuse périsynoviale.

A... (Louis), 42 ans, tourneur.

A toujours eu une bonne santé. Il n'a pas eu d'accidents scrofuleux,
et n'en porte pas de trace. Il dit n'avoir eu aucune maladie importante

Il y a trois ans il eut un chancre qui fut soigné avec des pilules, du sirop, etc.; il eut ensuite des plaques muqueuses dans la bouche et à l'anus ; il eut des maux de tête, et ses cheveux tombèrent. Après six semaines ou deux mois de traitement, il reprit ses travaux.

Il y a deux ans il fit une chute à la suite de laquelle il dut rester six semaines au lit, souffrant du pied, et non du genou ; il aurait néanmoins toujours ressenti depuis cette époque une légère douleur dans le genou.

Depuis trois mois et demi, son genou gauche s'est mis à grossir et sa jambe est devenue faible; mais même actuellement (18 novembre 1881) la marche est indolore, les mouvements du genou sont presque entièrement conservés. Ce n'est qu'à partir de l'angle droit que la flexion devient douloureuse.

La synoviale, sans être distendue, contient un épanchement abondant. A la palpation on sent, au-dessus de la rotule, une masse dure du volume d'une pomme, mesurant 6 centimètres dans le sens transversal et 5 dans le sens vertical. Cette masse semble soulevée par la synoviale et par la couche liquide.

Traitement : 2 cuillerées de sirop de Gibert par jour.]

Le 27 novembre, il n'y a presque plus de liquide dans la synoviale, la masse sus-rotulienne diminue un peu.'

Le sirop de Gibert est supprimé, et remplacé par des frictions mercurielles et l'iodure de potassium à la dose de 2 grammes par jour.

Le malade, qui devait revenir huit jours après, n'est pas revenu.

Le 27 novembre 1882, nous revoyons le malade. Il ne s'est pas soigné depuis sa dernière visite à l'hôpital. Il a encore un épanchement abondant dans l'articulation, avec une masse gommeuse du volume d'une noix dans le cul-de-sac supérieur de la synoviale. Il lui est en outre survenu récemment, en avant de la rotule, une gomme circonscrite qui a amené de la rougeur de la peau, et menace de s'ouvrir. Son avant-bras est couvert de syphilides. Il s'est fait marchand de vins, et comme il ne souffre pas, il continue ses occupations ordinaires.

OBSERVATION IX.

Infiltration gommeuse périsynoviale.

M..., 47 ans, sergent de ville, a eu, il y a vingt ans, un chancre qui lui a duré trois semaines environ. Quelque temps après, il aurait eu des abcès à la peau.

Depuis deux ans, il est devenu aphone, il a maigri, il tousse.

Le 22 juin 1881, il a dû cesser son service, par suite du mal qu'il porte au genou gauche.

Une interrogation plus suivie de ce malade nous apprend qu'en 1873 ou 1874, il est entré à l'Hôtel-Dieu, où il a été soigné pour une tumeur située au-dessus de l'épine du tibia droit, et guéri par l'iodure de potassium et l'emplâtre de Vigo.

Depuis 1878, son genou droit est gonflé et sa marche est difficile. Il a été traité à diverses reprises par les vésicatoires, la teinture d'iode et les pointes de feu.

L'année dernière, il s'est trouvé amélioré, son genou était diminué de volume, mais on sentait toujours, au niveau du cul-de-sac synovial supérieur et externe, une masse dure qui roulait sous le doigt.

Aujourd'hui, 12 juillet 1881, le malade se présente avec une hydarthrose à épanchement moyen, mais ses culs-de-sac synoviaux paraissent pleins. Il y a du choc rotulien. A la palpation on trouve, au niveau de la partie supérieure du cul-de-sac externe, un empâtement mal circonscrit, assez volumineux, occupant environ 8 centimètres en travers et 4 en hauteur, et semblant siéger au-dessus de la couche liquide fluctuante. La région qu'occupe cet empâtement est déformée en saillie. Le genou est beaucoup plus volumineux que celui du côté opposé. Il mesure 37 centimètres de circonférence, tandis que le gauche n'en mesure que 33.

Traitement : Frictions mercurielles pendant huit jours. Iodure de potassium, 2 grammes par jour.

19 juillet 1881. Le genou va beaucoup mieux; l'épanchement et l'empâtement sont considérablement diminués.

5 août 1881. Le malade a fait des frictions mercurielles pendant deux semaines. Il a continué l'iodure de potassium. Son genou va très bien.

16 août 1881. La palpation du genou droit montre qu'il n'y a plus ni liquide ni empâtement autour de la synoviale.

27 novembre 1882. Je vois ce malade depuis le mois d'août 1882; il n'a plus suivi de traitement. Or, sa guérison s'est parfaitement maintenue, et il a continué son service de sergent de ville. On trouve seulement un peu d'épaississement de la synoviale. Pas de craquements.

OBSERVATION X.

Infiltration gommeuse périsynoviale par E. Cothin (Résumée). France médicale, 19 juillet, 1879.

Louise Leroy, 48 ans, a vu son genou gauche augmenter légèrement de volume il y a sept mois. Elle a peu de gêne dans les mouvements, quelques craquements, mais aucune douleur. Elle a été traitée à l'hôpital par les vésicatoires, la teinture d'iode, la compression ouatée et les pointes de feu.

Elle a une hydarthrose un peu ancienne, choc rotulien facile à percevoir, et surtout développement exagéré du cul-de-sac supérieur de la synoviale. Il y a un épaississement général de toute la séreuse, et au niveau du cul-de-sac supérieur et interne on trouve une plaque dure, élastique, paraissant occuper la synoviale et envahir aussi les tissus environnants (ligaments, fibres inférieurs du vaste interne). Immédiatement au-dessus de la rotule, on rencontre une plaque semblable moins volumineuse.

La flexion ne peut guère dépasser l'angle droit, et au delà de cette limite on détermine un peu de douleur. De nombreux et forts craquements se font entendre pendant les mouvements.

La malade porte sur la limite des régions fronto-occipitales une tuméfaction osseuse, en forme de verre de montre, qui aurait débuté il y a trois mois. Les crêtes des deux sillons sont denses ; la face interne du tibia gauche est le siège de nombreuses irrégularités.

Après quelques jours de traitement par l'iodure de potassium, le genou diminue beaucoup de volume, et on peut explorer plus facilement l'articulation. Le cul-de-sac supérieur et interne était occupé par une plaque dure, élastique, de 4 centimètres sur 2, mobile, et terminée en haut par une surface arrondie à convexité supérieure paraissant occuper surtout le cul-de-sac de la séreuse. Les nodosités sus-rotuliennes avaient disparu. L'iodure de potassium fut porté à la dose de 4 grammes, et l'articulation recouverte de bandelettes de Vigo.

Au bout de quinze jours, de toutes les plaques du cul-de-sac il ne subsistait qu'un petit noyau à la partie inférieure, les craquements avaient disparu, et les mouvements étaient indolores. Vingt jours plus tard, la guérison était complète.

OBSERVATION XI.

Communiquée par M. E. Gaucher.

Gomme articulaire. Arthropathie sterno-claviculaire.

Louise C..., se disant âgée de 24 ans (en réalité 35 à 40 ans), sans profession, entre à Lourcine, salle Saint-Bruno, n° 30 service de M. Th. Anger (juin 1877), pour un chancre du mont de Vénus du côté gauche, déjà soigné en ville depuis un mois environ et qui est tellement lent à se cicatriser qu'on songe pendant quelque temps à un épithélioma.

Cette malade n'a présenté pendant tout son séjour à l'hôpital aucune manifestation secondaire, ni roséole, ni plaques muqueuses, ni les fissures ulcéreuses de la peau désignées improprement sous le nom de psoriasis palmaire (1). Traitement mercuriel simple d'abord.

(1) Pour tous ces motifs ainsi qu'à cause du développement prématuré de la

Vers la fin d'août 1877; l'articulation sterno-claviculaire gauche commence à se tuméfier. Tuméfaction avec rougeur. Douleur très légère. Traitement mercuriel et iodure de potassium, emplâtre de Vigo.

A la fin de septembre la tuméfaction n'existait plus et toute trace d'inflammation avait disparu. Au mois de mars de l'année suivante M. E. Gaucher a revu la malade à l'hôpital de la Pitié, où elle est entrée pour des fibromes sous-péritonéaux.

Elle ne portait ancune trace de l'arthropathie ancienne.

OBSERVATION XII.

Communiquée par M. E. Gaucher.

Arthropathies syphilitiques tertiaires du coude et de l'épaule du même côté.

G... (Félix), 29 ans, terrassier, entré le 2 janvier 1878 à la Pitié, salle Saint-Gabriel, lit 20, service de M. Polaillon, a été soigné au Midi il y a quatre ans pour un chancre.

Il porte une arthrite du coude gauche datant de un mois, ressemblant exactement à une tumeur blanche au début et donnant à la palpation sur les côtés de l'olécrâne la sensation molle de fongosités. La douleur est modérée, le bras est fléchi à angle droit, l'extension et la flexion complètes sont impossibles.

De plus, le malade présente une augmentation de volume très considérable de la tête de la clavicule gauche dont il ne s'était pas aperçu. L'articulation sterno-claviculaire présente une tuméfaction rouge non douloureuse (arthrite sterno-claviculaire gauche).

En raison des antécédents et de l'analogie d'un cas semblable observé à Lourcine, je pense à des accidents syphlitiques.

Traitement : Une pilule de protoiodure de mercure et 1 gramme d'iodure de potassium par jour. Sous l'influence de ce traitement l'amélioration est très rapide. L'arthrite claviculaire disparaît presque entièrement en trois semaines (29 janvier). L'arthrite du coude est très améliorée. Les mouvements de flexion et surtout d'extension sont presque rétablis.

Le malade sort au commencement de février et rentre le 11 novembre de la même année.

Depuis deux mois il éprouvait de la douleur et de la gêne des mouvements de l'épaule gauche; on ne voit ni gonflement ni rougeur de la région, mais la pression au niveau de la tête de l'humérus est très dou-

gomme articulaire, M. E. Gaucher pense qu'il s'agissait peut-être d'une syphilide chancriforme et non d'un chancre (communication orale).

loureuse. Cette tète est augmentée de volume. Le bras est appliqué contre le tronc et le malade ne peut exécuter aucun mouvement de l'épaule sans grande douleur. La lésion de l'épaule semble siéger exclusivement dans la tête de l'humérus.

Il souffre de douleurs spontanées surtout nocturnes qui le privent de sommeil.

En même temps que les accidents de l'épaule (c'est-à-dire il y a deux mois environ) s'est montrée une paralysie du moteur oculaire commun droit. On sent sous la paupière supérieure une tumeur se prolongeant dans l'orbite, semblant adhérente au rebord orbitaire et siégeant au niveau de la glande lacrymale (gomme périostique probablement.

L'état général est bon. Le malade n'a pas pris de traitement depuis son premier séjour à l'hôpital.

On lui donne une pilule de protoiodure et de l'iodure de potassium.

Le 1er décembre, l'épaule est complétement guérie, ses mouvements sont libres et les douleurs ont disparu.

Le 18, le malade va à Vincennes, mais sa paralysie de la troisième paire n'est qu'améliorée.

OBSERVATION XIII.

Gommes périarticulaires. Craquements articulaires. Troubles fonctionnels sérieux

M .., 35 ans, sergent de ville, hôpital Saint-Louis, salle St-Marthe, n° 10, service de M. Péan.

Après avoir été soldat pendant cinq ans, il fit la campagne de 1870 et fut captif en Allemagne. Depuis il est sergent de ville à Paris.

C'est vers la fin de l'année 1871 qu'il contracta la syphilis. Après son chancre, qui exista d'octobre à décembre 1871, il eut quelques plaques muqueuses dans la bouche, et d'autres plus abondantes sur le scrotum et le périnée, il n'en eut problablement pas à l'anus. En 1872, il eut une alopécie notable.

Comme traitement, il a pris des pilules, du sirop de Gibert, de l'iodure de potassium.

Il revient au traitement toutes les fois qu'il voit des accidents réapparaître; or, depuis trois mois il a été obligé de se traiter presque connuellement. Depuis deux ans, il prend de l'iodure de potassium et dans le mois précédent il avait pris du sirop de Gibert. Actuellement, 1er avril 1881, on constate qu'il porte dans le creux poplité droit quatre cicatrices noirâtres d'origine syphilitique et résultant d'ulcérations développées depuis six mois. A la fesse gauche, au-dessous de l'ischion, on constate la présence d'une masse arrondie, du volume d'une noisette mobile sur les parties profondes, mais paraissant tenir à la peau. Cette tumeur existerait depuis deux ans au dire du malade.

Depuis six mois il souffre du genou gauche dans lequel il ressent par moments de vives douleurs.

On ne constate pas dépanchéments appréciables dans le genou.

Au-dessus de la rotule, on trouve une masse dure anfractueuse, rappelant la consistance du caoutchouc ou des cartilages, faisant saillie et remontant à 5 centimètres du bord supérieur de cet os qui semble élargi.

On trouve en dehors, sur le condyle externe du fémur, un point douloureux à la pression et au niveau duquel le doigt sent rouler une masse présentant la forme d'un cordon qui serait placé verticalement.

De plus, à la face interne du tibia, en un point qui paraît en dehors de l'articulation, c'est-à-dire à 1 centimètre de l'épine du tibia, se trouve une autre masse dure qui mesure 2 centimètres et demi sur 1 et demi, Elle semble fixée à la peau tout en restant mobile sur les parties profondes. Le malade en fait remonter l'existence à six mois.

Pendant les mouvements d'extension du genou, la main peut percevoir une pluie de craquements. L'état général est excellent. Au bout de quelques jours il sort de l'hôpital pour se traiter chez lui. Il est soumis au traitement : frictions mercurielles, iodure de potassium.

Le 21 avril il a eu un peu de stomatite et sur la recommandation qui lui a été faite il a cessé les frictions depuis quelques jours. La dose d'iodure de potassium est portée à 3 grammes.

Le 1er mai, le malade se trouve amélioré, et en effet l'élargissement de la rotule semble à peu près disparu ; la masse interne saillante située au côté interne du tibia est très diminuée et devenue plus mobile. La partie indurée sus-rotulienne donne maintenant la sensation d'un empâtement diffus autour du tendon du biceps. Il y a toujours quelques craquements dans les mouvements.

Les craquements articulaires persistent. Le malade souffre de la station debout prolongée et des marches forcées qui sont imposées aux sergents de ville.

Le 27 mai, l'état du malade est sensiblement le même.

Sur notre demande, ce malade est revenu nous voir en novembre 1882. Il nous raconte qu'après avoir cessé ses visites à l'hôpital il a pris encore 2 litres et demi de solution d'iodure de potassium à 15 grammes pour 200, puis a cessé tout traitement parce qu'il se trouvait à peu près guéri. En effet, il a pu continuer sans gêne ni fatigue son service avec les marches et stations debout prolongées qu'il comporte.

L'examen de son genou nous montre qu'il persiste dans le cul-de-sac sus-rotulien externe une induration notable ; que la rotule semble bombée à sa face antérieure et présente une forme quasi-hémisphérique, elle mesure 2 centimètres de plus en diamètre que celle du côté opposé.

Les craquements articulaires encore sensibles ont considérablement diminué d'intensité.

Notre malade, dont l'état général est excellent, représente le style parfait de la force et de la vigueur.

Si, chez ce malade, nous n'avons pas observé d'épanchement articulaire c'est peut-être parce qu'il était déjà sous l'influence du traitement lorsqu'il s'est présenté à nous. Quoique lente à se manifester, l'efficacité du traitement n'a pas été douteuse.

OBSERVATION XIV.

Arthrose syphilitique du coude par M. Ollier de Lyon. (In th. Bouilly, 1878, p. 100.)

Mme X..., 52 ans, de Montagny (Loire), entre à l'Hôtel-Dieu, service de M. Ollier, le 26 mars 1866.

Elle est atteinte d'une arthrite suppurée du coude gauche. On la lui avait adressée pour faire la résection.

Cette malade avait, en effet, une tuméfaction du coude comme dans les arthrites fongueuses, avec deux fistules sur le côté externe de l'articulation

L'une d'elles était presque oblitérée, l'autre permettait au stylet d'être introduit dans l'article. Il s'était écoulé un peu de pus au début et, depuis un mois, l'état restait stationnaire avec une sécrétion insignifiante. La malade ne pouvait pas se servir de son coude à cause de la tuméfaction. Elle n'en souffrait nullement.

L'introduction du stylet ne faisait éprouver aucune douleur. Cette indolence de l'article fixa l'attention de M. Ollier qui, malgré les dénégations de la malade, soupçonna une arthrite syphilitique du coude. En découvrant la malade, la présence d'ulcérations spécifiques aux jambes vint confirmer le diagnostic.

La tuméfaction portait sur les tissus périarticulaires du coude et non spécialement sur telle ou telle extrémité osseuse. Aucune exostose n'existait. Le périoste et les couches périostales étaient seulement épaissies.

Le stylet, introduit dans l'articulation, faisait reconnaître une dénudation du cartilage, mais pas d'érosion profonde de l'os. Il y avait une lésion syphilitique du tissu fibreux de la capsule et des parties molles périarticulaires. Il n'y avait pas de lésions nées primitivement dans l'os, comme cela s'observe le plus souvent.

C'est là une affection tertiaire ancienne, type dont les cas étaient rares à l'époque où elle a été observée, il y a 12 ans. l'iodure de potassium a guéri cette malade en trois semaines; le coude a repris ses mouvements ; il n'y a jamais eu un moment de fièvre. L'assouplissement de l'articulation allait tous les jours en augmentant lorsque la malade voulut quitter l'hôpital.

OBSERVATION XIV.

Gomme juxta-articulaire de la clavicule. Arthropathie sterno-claviculaire.

D..., 64 ans, mécanien.

En 1857, chute des cheveux, après avoir pris une maladie vénérienne avec poulain et chancre au bout de la verge. Quelques boutons au front. Chute de la barbe.

Il tient toujours le levier de sa machine avec le bras gauche, qui fatigue beaucoup.

Il y a quatre ou cinq mois, il a ressenti de la douleur au niveau de l'articulation sterno-claviculaire qui est devenue de plus en plus malade.

Actuellement (4 avril 1882), on trouve, au niveau de l'extrémité interne de la clavicule gauche, la peau intacte faisant saillie en forme de tumeur allongée et mal limitée en dehors. A la palpation, on voit qu'il existe une saillie notable de l'extrémité interne de la clavicule qui a 3 centimètres de hauteur.

En avant de cette saillie dure et anguleuse, formée psr l'extrémité interne de la clavicule, se trouve une surface fluctuante qui mesure 3 centimètres de diamètre vertical et horizontal et parait due à un épanchement liquide dans l'articulation sterno-claviculaire dont la synoviale serait considérablement distendue.

Les mouvements du bras sont conservés mais douloureux, et il est impossible au malade de soulever un poids.

Traitement. Frictions tous les jours avec 4 grammes d'onguent napolitain. Iodure de potassium, 2 grammes.

Le 26 avril, le malade souffre bien moins, mais l'état de l'articulation n'est que peu amélioré.

Le 27 novembre, nous revoyons le malade. Il a continué à prendre de l'iodure de potassium après sa dernière visite à l'hôpital. Aujourd'hui, il ne reste plus aucun point fluctuant au voisinage de l'extrémité interne de la clavicule.

L'épanchement articulaire est entièrement résorbé, seule l'extrémité interne de la clavicule est volumineuse et saillante ; néanmoins elle semble moins grosse qu'au mois d'avril.

OBSERVATION XVI.

Périostite syphilitique circonscrite de l'extrémité inférieure du fémur et hydarthrose. Guérison rapide par M. Kirmisson (in th. de Méricamp). Résumée.

Nicolas M..., 65 ans, chauffeur, a eu un chancre à 28 ans. Il y a six
mois, il ressentit, pendant plusieurs jours, des douleurs sourdes dans
le genou gauche qui devint volumineux,

Aujourd'hui, développement considérable du cul-de-sac supérieur de
la synoviale, qui contraste avec la dépression située de chaque côté
du tendon rotulien. Pas d'attitude fixe. Mouvements conservés à peine
douloureux.

La palpation permet de reconnaitre la présence d'une certaine quantité de liquide et la main perçoit une sensation de mollesse qui permet
de faire croire à la présence de fongosités. Pas de corps étrangers appréciables.

Il y a un point très douloureux à la pression sur l'extrémité inférieure du fémur, au côté externe, au niveau du point de réflexion supérieure de la synoviale.

Le traitement fut : frictions mercurielles dans les plis articulaires.
Iodure de potassium, 1 gr. d'abord, puis 2 gr.

Après dix jours de traitement, la tuméfaction étant diminuée, on
percevait par la palpation, au côté externe de la partie inférieure du
fémur, en ce point si nettement douloureux déjà signalé, une petite
tumeur circonscrite, immobile, dure, très douloureuse à la pression.

Cinq jours plus tard, il n'y avait plus de liquide, on sentait seulement un léger épanchement dans la bourse séreuse placée en arrière
du ligament rotulien.

Un emplâtre de Vigo fut appliqué sur le genou, et enfin, après
vingt-huit jours de traitement, il ne restait qu'un peu de gonflement
du périoste à la partie supérieure du genou.

OBSERVATION XVII.

Obs. de M. Kirmisson (th. de Méricamp).

Arthropathie syphilitique. Ostéite de l'extrémité inférieure du fémur et épanchement articulaire. Guérison rapide.

Georges P..., 31 ans, conducteur de train, a eu en 1874 un chancre
du prépuce, suivi du cortège ordinaire des accidents secondaires de la
syphilis.

Le 9 décembre 1881, il ne se plaint que de son genou. Il raconte qu'il éprouve dans le genou des souffrances qui s'exagèrent la nuit, mais il n'y a pas d'arthrite ; les mouvements de l'articulation ne sont en effet ni douloureux ni limités ; on peut tasser les extrémités articulaires sans provoquer de douleur ; point de position fixe de la jointure ; il existe néanmoins un peu de liquide dans l'articulation.

La partie inférieure de la cuisse est arrondie, et sa forme contraste avec la forme de la cuisse saine. A la palpation, on sent que le fémur est augmenté de volume dans son tiers inférieur.

Diagnostic : Affection syphilitique de l'os (périostite ou ostéite), retentissant sur la jointure.

Traitement : Iodure de potassium, frictions mercurielles.

Cinq jours après, le malade accuse du mieux, mais il existe toujours un peu de liquide dans le genou.

17 décembre. Le mieux s'accentue ; le malade monte facilement les escaliers, ce qu'il ne pouvait faire auparavant.

20 décembre. La tuméfaction du fémur a presque entièrement disparu.

OBSERVATION XVIII.

Ostéo-arthropathie hyperostosique héréditaire (in Th. de Dureuil). Résumée.

O... (Léon), âgé de 11 ans, se présente à Saint-Louis, service de M. Fournier, le 25 février 1880. Il n'est porteur d'aucune manifestation scrofuleuse. Sa mère raconte qu'à 6 semaines, il fut très malade, et eut des ulcérations péri-anales persistantes, pour lesquelles M. Bouchut prescrivit une liqueur claire comme de l'eau et un peu salée. A la suite de ce traitement, l'enfant revint rapidement à la santé.

Il y a deux ans, en jouant, il reçut sur la partie supérieure de la jambe un coup peu violent, qui marqua le début de l'affection osseuse qu'il porte à la jambe droite. Le tibia augmenta de volume, et un an après le coup, au commencement de 1879, il se produisit à la surface de la tuméfaction osseuse des plaies qui lui causaient de la douleur pendant la marche. Au nombre de trois ; elles occupaient toute l'étendue de la cicatrice que porte la partie antéro-supérieure de la jambe, et leur point est toujours resté ulcéré.

Il y a six semaines il constata, sans pouvoir l'expliquer autrement que par la fatigue, que son genou gauche, déjà volumineux depuis quelque temps, venait d'augmenter considérablement. Il ne souffrait pas ; ses jeux n'avaient pas été interrompus.

Etat actuel. — Membre droit. — Le tiers supérieur du tibia est à peu près

doublé de volume. Le toucher constate qu'il s'agit d'une hyperostose.
Cette hypertrophie osseuse est recouverte par une cicatrice blanche et
lisse de 11 centimètres sur 6, adhérente à l'os, à la partie supérieure
de laquelle persiste une ulcération qui a le caractère ecthymateux.

Douleur, lorsqu'on presse sur l'hyperostose tibiale, en tous les points
sous-jacents à la cicatrice.

Membre gauche. Genou volumineux. Le fémur et le tibia présentent
à leurs extrémités une tuméfaction lisse, sans rugosité aucune, tout
d'une venue. L'hyperostose tibiale est longue de 7 centimètres, la fémorale de 6 centimètres. Elle prédomine sur les condyles internes des deux
os. La rotule a son volume normal. La peau est intacte. Diamètre
médio-rotulien, 30 centimètres; sus-rotulien, 27; sous-rotulien, 26.

Épanchemement articulaire moyen. La synoviale et les tissus périarticulaires ne sont ni épaissis ni indurés.

L'exploration ne provoque aucune douleur, et les mouvements sont
libres. Le malade boite légèrement, mais vient à pied de Levallois-
Perret à Saint-Louis.

Antécédents héréditaires : mère âgée de 43 ans, mariée depuis dix-
sept ans, n'a jamais remarqué ni boutons ni éruptions. Elle eut en tout
huit grossesses, dont deux fausses couches d'enfants morts (un de sept
et un de huit mois), et six enfants sont morts en bas âge, excepté celui
qui est le sujet de cette observation, qui est le troisième.

Le père, âgé de 37 ans, nie la syphilis, mais il a une paralysie du
moteur oculaire commun, et il raconte que sa mère, au dire du médecin qui l'a soignée autrefois, avait eu la syphilis.

L'interrogatoire de celle-ci apprit qu'elle aurait eu des troubles céré-
braux, pendant un an que le médecin lui prescrivit de l'iodure de potassium, se basant sur ce qu'elle avait allaité un nourrisson syphilitique.
Elle n'a jamais constaté autre chose. Elle a eu dix enfants, dix grossesses, dont : 1° trois fausses couches d'enfants morts à sept mois;
2° trois enfants morts en bas âge d'affection cérébrale; 3° un enfant
mort à 21 ans, après avoir été malade depuis l'âge de 10 ans; 4° une
fille, qui porte actuellement des gourmes syphilitiques, a eu quatre
grossesses, deux ont été suivies d'accouchements d'enfants mort-nés au
huitième mois, et ses deux enfants sont morts en bas âge : son mari
n'a pas eu la syphilis; 5° le père de l'enfant qui est l'objet de cette
observation; et 6° un fils, le plus jeune de tous, qui paraît bien portant.

Donc, syphilis héréditaire avérée.

Traitement : iodure de potassium, 1 gramme; emplâtre de Vigo.

Le 16 mars. Le diamètre médio-rotulien ne mesure plus que 27 centimètres, le sus-rotulien 25, le sous-rotulien 24. L'hydarthrose a diminué notablement.

OBSERVATION XIX.

Ostéo-arthropathie hyperostosique héréditaire tibio-tarsienne. (In Th. Dureuil.)
Résumée.

Gustave M..., garçon boucher, 14 ans, se présente le 20 mars 1880.
Pas d'antécédents scrofuleux, n'a pas contracté la syphilis.

En janvier dernier, il ressentit à la partie inférieure de la jambe gauche des douleurs à exacerbations nocturnes empêchant le sommeil. Il n'a jamais eu ni coup ni entorse, et attribue son mal à la fatigue de se tenir debout. En un mois, son pied et le bas de sa jambe ont pris le volume actuel. Il n'a jamais cessé de marcher.

Etat actuel.— Articulation tibio-tarsienne gauche volumineuse. Peau intacte. Tibia augmenté de volume dans ses 8 ou 10 centimètres inférieurs, et surtout au niveau de la malléole interne.

La jambe malade mesure 21 centimètres, et la saine 18.

Le pied malade mesure 27 centimètres, et le sain 25.

Par l'exploration il est facile de s'assurer que l'on est en présence d'une hyperostose. Indolence absolue, mouvements entièrement libres, pas de craquements. Pas d'épanchement intra-articulaire, pas de fongosités.

Mère n'a jamais eu la syphilis, mais à ses deux premières grossesses est accouchée à huit mois d'enfants morts. Père a eu quelque temps avant son mariage un bouton sur la verge.

Traitement : iodure de potassium, 1 gramme.

Le 31 mars, amélioration très sensible. Diminution de 1 cent. 1/2 dans les diamètres indiqués plus haut.

OBSERVATION XX.

Ostéo-arthropathie hyperostosique héréditaire du coude. (In th. de Dureuil.)
Résumée.

Louis G..., âgé de 3 ans. Sans syphilis acquise, sans manifestations scrofuleuses.

Souffre depuis quelque temps de son coude gauche, qui depuis six semaines s'est notablement augmenté de volume. A la palpation, on sent que l'extrémité inférieure de l'humérus est augmentée de volume sur une étendue de 5 centimètres; que le radius et le cubitus sont aussi hyperostosés dans une étendue de 5 centimètres. La circonférence du coude est augmentée de 1 à 2 centimètres, suivant les points.

Peau intacte, pas d'empâtemement, pas de fluctuation. Exploration indolore. Mouvements conservés.

Mère a eu deux fausses couches, l'une de trois, l'autre de quatre
mois. Père a eu des plaies à la verge étant soldat.

OBSERVATION XXI.

Ostéo-arthropathie. Obs. de M. Fournier (in th. de Dureuil). Résumée.

Françoise F..., 41 ans, couturière, entre, le 4 août 1873, à Lourcine.
Chancre infectant en 1856. Accidents secondaires graves et multiples.
Aucun traitement jusqu'en 1859 ; à cette époque, enflure du coude gauche, qui disparut par le traitement ioduré. En 1860, vives douleurs, à
exaspérations nocturnes, du genou gauche, soulagées par l'iodure de
potassium. Accroissement de volume du genou gauche depuis
cinq ans.

Etat actuel. La malade porte des exostoses crâniennes, humérale
gauche (à la partie supérieure de la diaphyse), claviculaires symétri-
ques, sternale (à sa partie supérieure droite); maxillaire, tibiale gauche (à la partie moyenne).

Elle est atteinte d'arthropathies du genou et du coude gauches.

Le genou gauche a au moins deux fois ses dimensions normales et
le reste du membre est très amaigri. A travers la peau saine, on voit
se dessiner de grosses veines superficielles.

L'exploration, complètement indolore, fait sortir un plan dur et ré-
sistant formé par les condyles tibiaux et fémoraux fortement hyperostosés. Leur hypertrophie s'étend à quelques centimètres et cesse brusquement pour laisser l'os reprendre son volume normal. La rotule est
élargie. Il y a un épanchement articulaire abondant qui n'existait pas
il y a deux ans.

On fléchit la jambe à angle droit sans causer de douleur. La malade
n'a jamais cessé de marcher.

Très pâle, très *cachectique*, extrêmement faible, elle se plaint d'être
très sensible au froid. Elle éprouve des douleurs ostéocopes violentes
dans les points où existent des lésions du squelette. Traitement : frictions merc, v. qq.

13 août. Le genou diminue.

10 février 1875. Grande amélioration. Le genou gauche a beaucoup
diminué, les mouvements sont tout à fait libres.

Décembre 1879, à l'hôpital Saint-Louis. Le *genou* gauche est absolument normal. Il faut une grande attention pour reconnaitre que le
genou gauche est très légèrement plus volumineux que le droit ; cette
différence est de 1 centimètre et due à la rotule qui a conservé sa
largeur pathologique. Il existe quelques craquements.

Defontaine.

Néanmoins, la malade est dans un état de maigreur extrème et de cachexie profonde. Elle tousse et transpire beaucoup depuis quelques mois.

Elle porte de nouveau des exostoses crâniennes, cervicales, maxillaire, radiale droite; elle a une fracture spontanée non consolidée de la clavicule droite près de son extrémité sternale (diagnostic posé par MM. Péan et Duplay); aucun appareil ne fut conseillé; la lésion osseuse, sous l'influence de laquelle la fracture s'est produite, devant s'opposer à la consolidation. Aujourd'hui, on se trouve en présence d'une véritable pseudarthrose.

Le coude gauche présente une arthropathie qui débutait à l'époque où la malade était encore à Lourcine. Le coude est presque doublé de volume; il mesure 35 centimètres 1[2, tandis que le droit en a 19. Les muscles du bras et de l'avant-bras sont atrophiés. Peau saine. Veines superficielles dilatées et apparentes. A la palpation, sensation du re résistante, osseuse. Les points qui sont le siège de cette hyperostose sont les extrémités radiale, cubitale et humérale.

Il y a, à la partie postérieure et interne du coude, un point de la tuméfaction qui est fluctuant; il doit être attribué à un cul-de-sac de la synoviale distendu par l'épanchement articulaire.

L'exploration est indolente. Les mouvements sont en partie conservés. La position que la malade donne de préférence à son membre étant une extension presque complète, on peut fléchir sans peine l'avant-bras à angle droit. Les mouvements de pronation et de supination n'existent pour ainsi dire pas.

Traitement : Iodure de potassium, 1 gr. Badigeonnages à la teinture d'iode.

27 janvier. Amélioration notable du coude; il s'est développé une exostose sacrée.

1er février. Le coude ne mesure plus que 25 cent.

Les symptômes de la lésion pulmonaire, qui étaient ceux d'une phthisie pulmonaire, se sont tellement modifiés, sous l'influence de l'iodure, que l'auscultation ne donne plus qu'un peu de rudesse et quelques râles fins à peine perceptibles. Modifiant le diagnostic, M. Fournier pense qu'on a assisté à l'évolution d'une gomme pulmonaire. Iodure, 2 gr.

25 février. Le coude ne mesure plus que 23 centimètres de circonférence.

2 mars. Le coude paraît stationnaire.

3 avril. La malade sort très améliorée; bien que le coude soit encore volumineux, tous les mouvements sont faciles.

Autopsie par M. Méricamp, Février 1882.

Radius. — Sur une étendue de 9 centimètres environ, la partie inférieure du radius est sensiblement *cylindrique.*

Mais, à un premier coup d'œil, il est facile de voir que l'épiphyse a ses dimensions normales, que la diaphyse seule est atteinte.

L'intégrité de l'épiphyse, la localisation des altérations à la diaphyse est surabondamment démontrée par une coupe antéro-postérieure de l'os.

L'épiphyse est intacte; le tissu qui la compose a ses caractère normaux : partant le cartilage articulaire est intact; il ne saurait exister d'arthropathie. La lésion est extra-articulaire, et n'a pas eu le temps de devenir articulaire ; si elle avait pu se propager à l'épiphyse, le cartilage eût été secondairement atteint et il y eût eu *arthropathie.*

Mais immédiatement au-dessus de l'épiphyse est une cavité de 3 centimètres de hauteur, de 2 centimètres de largeur d'avant en arrière, cavité irrégulière, à prolongements multiples et remplie d'une matière pulpeuse couleur jaune d'or.

Si on laisse dessécher la pièce, on aperçoit que cette cavité est partagée en trois cavités secondaires par deux lames de tissu fibreux, l'une dirigée d'avant en arrière, l'autre reliant cette première lame à la paroi inférieure de l'excavation.

Le reste de la diaphyse est atteinte d'ostéite condensante, mais sans *éburnation.*

Au fur et à mesure qu'on se rapproche de l'extrémité supérieure du cylindre diaphysaire, la condensation s'atténue, et tout à fait à l'extrémité supérieure, le tissu osseux est même fragile, à tel point qu'il s'est fragmenté au moment de la section pratiquée avec beaucoup de précaution et au moyen d'une scie très fine.

Au niveau de l'épiphyse et même un peu au-dessus, le périoste a ses caractères normaux.

Mais à 4 centimètres au-dessus de l'extrémité articulaire, il s'épaissit au point d'acquérir 2 millimètres d'épaisseur, et au niveau de la partie antéro-supérieure du fragment diaphysaire sectionné, en ce point fragile, que nous avons déjà signalé, est sous le périoste un foyer pulpeux hémorrhagique, et le tissu osseux correspondant est rouge, vasculaire, piqueté.

Genou gauche. — Ce genou, anciennement si malade, a aujourd'hui sa forme normale.

Les muscles qui l'entourent ont leur coloration habituelle, sans dégénérescence graisseuse; rien d'anormal autour de l'articulation.

La synoviale est *intacte, elle a sa forme, son épaisseur, ses caractères ordinaires :* seulement le ligament adipeux est remarquable par sa surcharge graisseuse, et la synoviale est doublée à sa face externe d'une couche épaisse de tissu adipeux.

Les ligaments articulaires sont *intacts*, les ligaments croisés seuls paraissent avoir des insertions moins solides, et il est possible de les arracher à leurs insertions fémorales.

Le plateau tibial est *intact*.

Les ménisques articulaires sont *intacts*.

La surface articulaire de la rotule l'est également.

Tous les os constitutifs de l'articulation, la rotule y comprise, ont leur forme ordinaire. Et si le cartilage fémoral ne portait la trace d'altérations anciennes, réparées en partie, on jurerait une *articulation saine*.

Ces lésions du cartilage sont peu de *chose*, et presque exclusivement *cantonnées* dans cette partie de la trochlée fémorale qui s'articule avec la rotule.

Le cartilage est lobulé, à la façon des foies atteints de cirrhose atrophique.

Il est des *grands* et des *petits* grains ; les gros grains ont la dimension d'une lentille, les petits celle d'un gros grain de mil ; il en existe d'intermédiaires : gros grains et petits grains sont confluents et séparés par des dépressions appartenant au cartilage cicatrisé.

Sur la face tibiale de la trochlée fémorale, on n'aperçoit que deux dépressions stellaires, cicatrices à nombreux rayons.

Mais ce sont là de *vieilles lésions, actuellement réparées*, et pouvant tout au plus donner lieu, et à grand'peine, à un léger frottement.

Etat des os. — Et d'abord constatons que tibia et rotule sont intacts, ce que, du reste, l'état de leurs surfaces articulaires devait nous faire prévoir.

Il n'en est pas de même du *fémur*.

Un trait de scie *antéro-postérieur* nous montre ce qui suit :

Le canal médullaire imparfaitement limité à son extrémité inférieure et se prolongeant dans un tissu manifestement morbide et rempli d'une matière pulpeuse, semi-fluide, *couleur jaune rouillé*. Il est très dilaté.

Au fur et à mesure qu'on se rapproche de l'extrémité articulaire, le tissu diaphysaire normal compacte se double à sa face profonde de lamelles de tissu osseux, les unes longitudinales, les autres transversales, formant un véritable *quadrillage*, et se réticulant, se *raréfiant* d'autant plus qu'on se rapproche de l'axe de l'os, au niveau duquel elles n'existent plus. Ces lésions sont plus accentuées à la face postérieure qu'à la face antérieure de l'os.

A l'extrémité inférieure de l'os on constate ce qui suit :

Plus rien de ce tissu réticulé dense et si admirablement feutré de l'épiphyse normale.

En arrière c'est une fine lame de *tissu compacte* ; en avant c'est une couche d'ostéite *condensante* de plus de 1 centimètre d'épaisseur.

Cette ostéite condensante est *antérieure*, nous venons de le dire : elle répond par conséquent à la surface rotulienne de la trochlée fémorale et nous savons que c'est à ce niveau que le cartilage est particulièrement lobulé.

Au-dessus du cartilage articulaire est dans l'os un foyer de 1 centimètre et demi de diamètre, limité, en avant par la couche épaisse d'ostéite condensante, en bas par une lame *irrégulière anguleuse* (et non arrondie comme cela existe normalement) de tissu osseux. Ce foyer se continue directement avec le canal médullaire dilaté et prolongé.

Il est rempli d'une substance pulpeuse, jaune d'or, non plus rouillée, comme celle qui remplit la diaphyse, mais se continuant de proche en proche avec elle : cette substance est soutenue et parcourue par une trame conjonctive légère.

En résumé, le fémur seul a été atteint.

Tous les autres éléments de l'articulation sont absolument intacts, à l'exception du cartilage qui s'est trouvé particulièrement altéré dans le point qui correspond à l'altération osseuse la plus grande.

Cela semblerait prouver que l'altération cartilagineuse est symptomatique de l'altération osseuse ; mais on dit dans l'observation de la malade qu'il y a eu épanchement articulaire ; l'altération du cartilage peut, par conséquent, être mise sur le compte de modifications subies à ce moment par la synoviale, modifications si légères, néanmoins, qu'il est impossible d'en saisir la moindre trace.

Coude gauche. — La peau est intacte.

Les muscles qui entourent l'articulation ont leur volume normal, et une fort belle coloration rouge.

Les ligaments articulaires *sont intacts*. On remarque cependant une petite plaque osseuse de 4 millimètres carrés environ dans l'épaisseur du ligament latéral externe de l'articulation au voisinage de son insertion supérieure.

L'articulation ouverte, il est facile de constater que la synoviale a ses caractères normaux ; elle n'est altérée, ni dans la coloration, ni dans son poli, ni dans son épaisseur.

Les surfaces articulaires du cubitus et du radius sont normales.

Les deux extrémités osseuses ont leur forme et leur volume habituels et une coupe passant par leur épaisseur démontre l'intégrité absolue du tissu osseux.

L'humérus au contraire est remarquablement malade, et de toutes les parties constituantes ou avoisinantes de l'articulation du coude, c'est lui seul qui paraît atteint.

Il a sensiblement sa forme normale mais il est plus volumineux que d'habitude ; là diaphyse est épaissie et l'épaississement de l'os se continue jusqu'à l'épicondyle, l'épitrochlée, qui eux en sont nullement altérés. De cet épaississement résulte que les bords interne et externe de l'extrémité inférieure de l'humérus sont mousses, arrondis, au lieu d'être tranchants, et que la cavité olécrânienne est exagérée.

Diaphyse. — La forme de la diaphyse est régulière et sensiblement lisse ; cependant en y regardant de près on voit qu'elle est légèrement mamelonnée ; de plus, sur le bord interne, à 5 centimètres environ de l'interligne articulaire du coude, se trouve une saillie piquante exostosique, à pointe dirigée en bas ; et à côté d'elle est une rangée de petites rugosités dentées ; on en trouve d'autres de çà et de là. Le périoste qui le tapisse a ou paraît avoir ses caractères normaux ; on le décolle avec facilité.

Une fois le périoste enlevé, l'os se présente avec les caractères extérieurs de l'ostéite condensante.

On aperçoit, en outre, deux lésions spéciales situées l'une sur le bord externe de l'os, l'autre à sa face postérieure.

Sur le bord externe de l'os, à 10 centimètres environ de l'épicondyle, on trouve entre le périoste et l'os et sur une étendue de 3 centimètres environ en allant de haut en bas, de 1 centimètre et demi, en allant d'avant en arrière, une couche de matière pulpeuse jaunâtre. Lorsqu'on racle cette matière caséeuse, on constate que l'os sous-jacent est creusé de vacuoles, de cellules, les unes régulières, les autres irrégulières, les unes superficielles, les autres au contraire pénétrant à 4 millimètres de profondeur. L'os est rugueux à ce niveau (carie sèche de Virchow).

De même la face postérieure de l'os, au niveau du tiers moyen, est creusée de cavités, mais ces cavités loin d'être irrégulières sont au contraire ou arrondies, ou nettement ellipsoïdes ; au lieu d'être rugueuses elles sont au contraire très lisses, et leurs bords sont mousses.

Elles conduisent, comme des tunnels, dans le centre de l'os, et communiquent avec la partie profonde de celui-ci par des orifices plus ou moins nombreux, mais toujours réguliers et limités par des parties mousses. Ces orifices au fond du conduit osseux figurent assez bien, ou les orifices de la paroi interne de la caisse du tympan, ou ceux de la partie profonde du conduit auditif interne.

Une coupe de l'os démontre qu'il est atteint d'ostéite condensante. Sa densité est extrême.

Mais ce qui est intéressant, c'est que dans l'épaisseur de l'os, séparée du bord postérieur par une lame de tissu compact dont l'épaisseur varie suivant les points de 3 à 6 millimètres, est une cavité allongée commençant à 4 centimètres de l'interligne articulaire du coude.

Elle se dirige de bas en haut parallèlement au grand axe de l'os, elle a 5 centimètres de hauteur, 7 à 8 millimètres de diamètre transversal, elle est irrégulière et envoie de droite et de gauche de petits prolongements. Cette cavité intra-osseuse communique librement avec les orifices que nous avons signalés à la face postérieure de l'humérus et, par sa moitié supérieure, elle correspond à l'altération osseuse que nous avons déjà signalée sur le bord externe de l'os ; la correspondance est si intime que les deux lésions superficielle et profonde paraissent avoir évolué parallèlement ; cela est d'autant plus manifeste que plusieurs des vacuoles de la lésion superficielle communiquent avec la cavité centrale.

Cette cavité centrale contient de la matière pulpeuse, jaunâtre ; mais elle contient surtout du tissu fibreux ; elle est cloisonnée par des bandes d'un tissu fibreux épais, à direction longitudinale qui, chose singulière, sort de cette cavité par les orifices et les conduits qui la font communiquer avec l'extérieur, tapisse ces orifices et ces conduits pour venir, en fin de compte, s'attacher à la face profonde du périoste.

Extrémité articulaire inférieure. — Tandis que les lésions du corps de l'os sont surtout des lésions par condensation, les lésions de l'extrémité inférieure sont au contraire des lésions destructives.

C'est ainsi que la lamelle osseuse qui sépare la cavité coronoïdienne de la cavité olécrânienne est rugueuse, amincie, perforée, détruite même par places ;

Que le *condyle huméral* est constitué par un tissu vacuolaire d'une fragilité extrême ;

Que la *trochlée humérale* est en grande partie détruite.

Elle n'est représentée que par sa partie interne et par sa partie externe, et encore sa partie interne est-elle seule reconnaissable ; entre les deux existe un vide de 5 à 6 millimètres comblé par du tissu fibreux les deux fragments qui restent de la trochlée sont mobiles ; ils tiennent à peine ; ils sont fracturés, ce qu'explique la fragilité extrême du tissu osseux à leur niveau. Nous pensons que ce sont là des fractures *post mortem.* A ces lésions si intimes correspondent des modifications considérables du cartilage articulaire ; il est inégal, irrégulier.

Rien à noter du côté de l'épicondyle ou de l'épitrochlée.

Clavicule droite et sternum. Articulation sterno-claviculaire. — La clavicule présente des altérations remarquables.

1° Elle est *raccourcie.*

2° Elle a perdu sa forme ; au lieu de la forme en S, de la clavicule normale, la clavicule de notre malade a la forme d'un arc de cercle à concavité inférieure.

3° Elle est *atrophiée*, réduite dans son volume ; l'atrophie est surtout manifeste au niveau de l'extrémité externe ; cette extrémité est effilée, rugueuse, et a la forme d'un fer de lance.

4° Une pseudarthrose existe à la partie moyenne.

5º Il existe enfin une arthropathie de l'articulation sterno-claviculaire droite.

Nous ne ferons que signaler la pseudarthrose qui existe à la partie moyenne de l'os, pseudarthrose consécutive à une fracture spontanée.

Nous ne parlerons que de l'articulation sterno-claviculaire.

L'articulation sterno-claviculaire est atteinte : elle est d'une mobilité, d'une laxité extrème; aussi, dans certaines positions de la clavicule, l'extrémité interne de cet os peut-elle faire saillie en avant du plan sternal; et comme elle paraît effilée, il ne faut point s'étonner que des chirurgiens expérimentés aient fait sur notre malade le diagnostic de *fracture de l'extrémité interne* de la clavicule. L'examen anatomo-pathologique va nous rendre un compte exact de cette laxité. Les éléments constitutifs de l'articulation en effet, *ligaments, synoviales, ménisque interarticulaire sont absolument intacts*.

La lésion est exclusivement osseuse, tout comme pour le genou, tout comme pour le coude ; la seule différence est qu'au genou et au coude, un seul os était atteint, qu'ici au contraire les deux os qui servent à former l'articulation sont malades.

L'extrémité interne de la clavicule est considérablement modifiée et amincie; d'autre part, la corne sternale qui supporte la surface articulaire sternale est érodée, réduite, et comme la capsule est restée intacte on a par là, tout expliquée, la laxité extrème de l'articulation.

La clavicule est malade dans sa totalité ; d'où la fracture spontanée de la partie moyenne de l'os ; mais les lésions sont particulièrement profondes au niveau du fragment interne ; là l'os est tellement fragile, tellement mince, qu'on peut, avec une épingle, le traverser tout aussi facilement qu'une feuille de papier ; il est visiblement raréfié ; entre le périoste épaissi et la face antérieure du fragment interne est une rigole remplie de matière pulpeuse jaune.

La surface articulaire de la clavicule est représentée par un nodule cartilagineux ovalaire, à grand axe dirigé de haut en bas, et d'avant en arrière, de 6 millimètres de longueur sur 5 millimètres de largeur, et supporté par une base effilée; à cela se réduit l'extrémité interne.

La première pièce du sternum (complètement soudée à la seconde pièce et aussi à la première côte) est aussi atteinte que la clavicule.

Elle est comme *soufflée*; ce ne sont que saillies mousses et dépressions ; et tant à la face antérieure qu'à la face postérieure sont plusieurs cryptes tapissées par un périoste épaissi, et renfermant une matière *jaune, pulpeuse, caséiforme*.

Ce qui frappe surtout, c'est l'asymétrie de cette première pièce du sternum ; il est *écorné* ; la corne qui supporte la surface *sternale* de l'articulation *sterno-claviculaire* paraît avoir été supprimée.

Une coupe dirigée obliquement à travers la première pièce du sternum fait constater que le sternum est atteint d'ostéite condensante : il est épaissi et presque aussi dur que l'ivoire ; qnant à la surface articulaire, elle est représentée par trois petits mamelons de 2 millimètres de diamètre chacun, accolés l'un à l'autre, et disposés en forme de triangle; il ressemble plutôt à des ecchondroses qu'à des débris de surface articulaire.

La capsule fibreuse s'insère néanmoins sur ce qui reste du sternum ; et au niveau de l'insertion supérieure de la capsule fibreuse, sur l'extrémité latérale droite du bord supérieur excavé de la poignée sternale, sont deux petits cylindres cartilagineux de 4 millimètres de hauteur, de 2 millimètres de largeur.

La capsule fibreuse est *intacte* ; elle paraît seulement épaissie *en arrière*.

Le ménisque est *intact* ; quoique adhérent par ses extrémités, il est cependant distant de plusieurs millimètres et de l'extrémité claviculaire et de l'extrémité sternale : cela tient aux modifications subies par ces deux os. *Les synoviales ne présentent aucune altération.*

En résumé, ici encore, les extrémités osseuses exceptées, tous les éléments fondamentaux de l'articulation, ligaments, synoviales, ménisque, sont indemnes.

Dans aucune articulation il n'y avait de liquide épanché.

OBSERVATION XXII.

Infiltration gommeuse périsynoviale et hydarthroses considérables des deux genoux; hyperostose énorme des os.

Variété mixte.

Pendant notre internat à l'hôpital Saint-Louis, M. Guibout nous a permis d'observer dans son service un malade fort remarquable. Voici son histoire que nous avons pu compléter grâce aux notes qui nous ont été obligeamment communiquées par nos collègues et amis Martinet et Poupon. Nous avons recueilli nous-mêmes l'état des articulations.

Eugène, 34 ans, cultivateur, entré à l'hôpital Saint-Louis, salle Saint-Charles, lit 62, le 28 mars 1881.

Bonne santé dans l'enfance, si ce n'est quelques maux d'yeux à l'âge de 4 ans.

Antécédents de famille.

Père et mère bien portants. Sa mère a été examinée par nous ; elle est en parfaite santé et ne présente pas trace de syphilis.

Il a eu un jeune frère mort à l'âge de 6 mois. Sa femme, qu'il a épousée il y a six ans, n'a jamais été malade; elle n'a eu ni enfant ni fausse couche.

Lui-même a eu dans son enfance une santé parfaite, n'étaient quelques maux d'yeux, à l'âge de 4 ans.

Il nie toute espèce d'accident vénérien.

Il n'a eu ni alopécie, ni maux de tête ni maux de gorge. Jamais il n'a eu de douleurs dans les membres. On ne lui trouve aucun antécédent arthritique. Il a seulement de la tendance à la transpiration; à l'âge de quinze ans il eut sur le dos et à la figure une éruption qu'on lui dit être de l'acné.

Depuis il a eu plusieurs séries de gros boutons qui duraient une huitaine de jours. Ces boutons se seraient montrés plus nombreux depuis deux ans et leur évolution aurait été plus longue.

Dans ces dernières années il aurait pris pour ses éruptions une potion qu'il croit être semblable à celle qu'on lui administre actuellement, c'est-à-dire au sirop de Gibert.

C'est vers l'âge de 17 à 18 ans qu'il a vu son genou droit grossir, il ne le fléchissait qu'avec peine et la marche le fatiguait beaucoup. On a appliqué 14 vésicatoires sur ce genou sans résultat.

Il y a 5 ou 6 ans, le genou gauche a commencé à grossir à son tour sans que pour ce motif le malade ait été obligé de cesser de marcher.

Etat actuel (3 avril).

Genou droit. — Il est énorme et forme une masse considérable occupant la moitié inférieure de la cuisse. Cette tumeur, sans changement de coloration à la peau, se trouve bilobée, formant saillie de chaque côté du tendon du triceps et du muscle droit antérieur qui pendant ses contractions exagère l'aspect bilobé de la tumeur. La fluctuation manifeste indique qu'on a affaire à une distension monstrueuse des culs-de-sacs de la synoviale; elle se transmet en effet, de la saillie interne à la saillie externe et de chacune de celles-ci aux culs-de-sacs sous-rotuliens.

Il est à remarquer que la poche n'est pas tendue, que le flot et le tremblotement se transmettent en tous sens.

Au-dessus de la rotule, en dehors du tendon du triceps il existe une masse arrondie assez dure qui paraît être un épaississement de la synoviale.

Le cul-de-sac externe remonte à 28 centimètres au-dessus de l'épine du tibia et le cul-de-sac interne remonte à 24 centimètres au-dessus du même point.

La circonférence du genou prise à l'endroit le plus volumineux est de 56 centimètres.

La rotule mesure, dans son diamètre transversal, 9 bons centimètres.

Le plateau du tibia présente une dimension transversale que nous évaluons à 13 centimètres.

Les condyles de cet os sont énormes, surtout l'interne.

La présence de l'épanchement articulaire empêche d'apprécier exactement le volume de l'extrémité inférieure du fémur, mais on constate que son condyle interne surtout est extrêmement volumineux.

Il n'existe pas de mouvements de latéralité ou du moins ils sont à peine sensibles.

Genou gauche. — Il présente aussi un volume considérable, mais moindre que le droit. Il existe une hydarthrose très abondante, mais la synoviale n'est pas plus distendue que du côté opposé.

Dans le cul-de-sac supérieur et interne on sent en déprimant sa paroi antérieure une grosse saillie arrondie située au-dessous de la masse fluctuante, paraissant faire corps avec l'os et probablement développée au point ou la synoviale se réfléchit sur le fémur. Cette masse mesure environ 7 centimètres dans le sens vertical.

Si au côté interne de la rotule après avoir appuyé sur la masse liquide de façon à accoler les deux feuillets de la synoviale, on imprime des mouvements de glissement des parties superficielles, sur les profondes on sent des inégalités, des frottements, une crépitation fine rappelant la crépitation de la neige.

Le cul-de-sac supérieur et externe remonte à 21 centimètres de l'épine du tibia. Le cul-de-sac supérieur et interne remonte à 21 centimètres du même point (en y comprenant la masse solide dont nous avons parlé).

La circonférence du genou est de 44 centimètres dans le point le plus large.

La rotule a 7 centimètres et demi de diamètre transversal.

Les autres articulations ne présentent rien de particulier, si ce n'est ce volume énorme des os. Tous paraissent en effet presque doublés de volume. Les tibias ne sont pas rugueux. La clavicule l'est un peu.

Les explorations sont indolores. Le malade ne souffre pas; il remue ses jambes, mais la marche est devenue presque impossible.

Peau. — Depuis trois ans il existe sur le cuir chevelu des saillies tuberculeuses recouvertes de croûtes noires. Tout le cuir chevelu est humide et suintant. Les cheveux sont en partie tombés et il existe quelques places absolument glabres.

Le front est traversé par des rides saillantes parsemées d'un piquet noir avec des places plus blanches que le reste de la peau, qui est visqueuse et grasse dans toute cette région.

Aux joues existent des lésions semblables, mais on y trouve de plus de véritables pustules d'acné. Le malade déclare que tous les boutons qu'il a eus ont à leur début présenté les mêmes caractères que ces derniers.

Au bras gauche, un peu au-dessous du coude on trouve un placard large comme une pièce de 5 francs, recouvert de croûtes que M. Guibert considère comme des croûtes de rupia. Plus haut existent des surfaces papuleuses recouvertes de croûtes. Entre ces diverses lésions se trouvent des cicatrices blanchâtres sans caractère spécial.

Le bras droit porte au niveau du coude une surface saillante recouverte de croûtes et ressemblant à un tubercule syphilitique; sur le reste du bras existent de nombreuses pustules d'acné.

Sur la face antérieure du thorax et la partie inférieure de l'abdomen on observe aussi des croûtes noires, suintant à leur base. Entre celles-ci on trouve des cicatrices blanches que M. Guibert attribue à d'anciennes pustules d'ecthyma, sur le dos plusieurs gros tubercules d'acné.

Dans le sillon qui sépare la cuisse de la région périnéoscrotale, on trouve une surface erythémateuse présentant les caractères de l'intertrigo.

Un peu au-dessus de la malléole interne gauche on trouve une cicatrice à surface rosée enveloppée d'un cercle très pigmenté. Sur la jambe droite : tubercules et pustules d'acné.

Sur les lèvres du sillon interfessier on trouve des saillies de la grandeur d'une pièce de un franc, exulcérées et présentant pour M. Guibout l'aspect de plaques muqueuses.

Le traitement a été : le 29 mars, 2 cuillerées de sirop de Gibert. Vin de quinquina. Vin de gentiane.

5 avril. Frictions mercurielles en plus.

Le 11. Le sirop de Gibert est supprimé. On donne 4 gr. d'iodure de potassium et une pilule de protoiodure.

Le 14. Stomatite : on suspend les frictions et la pilule, on donne chlorate de potasse, on continue l'iodure.

Mai. Signes d'intolérance gastrique, suppression de l'iodure.

Le 8. Les croûtes de rupia deviennent plus nombreuses, plus accentuées.

L'appétit revient, sirop de Gibert.

Le 21. Le rupia tend à se généraliser; les croûtes sont volumineuses, entourées à leur base d'un cercle rouge. Elles se soulèvent par endroit et laissent suinter de la sérosité purulente. L'état général est mauvais. Les genoux diminuent. Circonférence du genou droit, 50 centimètres.

Juin. On suspend le sirop de Gibert pendant quelque temps et on donne de l'iodure de potassium, d'abord 2 grammes.

Genou droit, 49 centimètres de circonférence.

Genou gauche n'offre presque plus d'épanchement.

Le 22. Le rupia est toujours généralisé. Les forces sont un peu revenues.

Le genou droit mesure 45 centimètres de circonférence. Il a complètement changé d'aspect; il y a encore un peu de liquide dans le cul-de-sac externe. La rotule est à peine soulevée. Les masses considérables formées par les condyles et les tuberosités ont considérablement diminué de volume.

Juillet. Les genoux restent stationnaires. L'état général s'améliore. Le rupia ne s'étend plus, le suintement a disparu, quelques croûtes tombent d'elles-mêmes.

Août. Même état; on fait prendre au malade quelques bains simples à la suite desquels la plupart des croûtes tombent; au-dessous d'elles la peau n'est plus ulcérée.

Septembre. L'état des genoux reste le même. Le rupia a presque disparu sur le tronc et les membres. Il reste encore quelque croûtes dans les cheveux.

Octobre. Le traitement fatigue un peu l'estomac : on le suspend pendant quelque temps.

Dans le genou droit l'épanchement paraît être devenu un peu plus abondant, on peut l'attribuer à la fatigue, car le malade s'est remis à marcher et peut-être aussi à quelques journées froides. On reprend l'iodure.

Novembre. Le malade sort, sa peau est blanchie, nettoyée, il n'y a plus de rupia. L'épanchement persiste dans le genou droit, mais les dépôts gommeux ont subi une résorption à peu près complète.

OBSERVATION XXIII.

Variété mixte.

Obs. de M. Bouilly (th. de Méricamp).

Léontine Tr..., 38 ans, mécanicienne, entre à l'Hôtel-Dieu le 30 octobre 1880.

Elle est tuberculeuse et nie tout antécédent syphilitique. Cependant on constate sur la face interne du tibia une ulcération qui a tous les caractères des ulcérations gommeuses. Le genou droit est tuméfié depuis 15 jours environ. Hydarthrose moyenne. Rotule soulevée, saillie des culs-de-sacs au-dessus et au-dessous. *Epaississement au niveau du cul-de-sac supérieur.* A la partie supérieure interne du tibia en avant de la tuberosité interne est une zone de la dimension d'une pièce de un franc qui est très douloureuse à la pression.

L'extrémité supérieure du tibia est augmentée en totalité. Néanmoins l'articulation est indolente même quand la malade marche.

Diagnostic : arthropathie syphilitique.

Traitement mixte.

Au commencement de décembre il n'existe plus de liquide dans le genou. La malade quitte l'hôpital.

Nous voulons enfin, pour terminer, soumettre au jugement de nos lecteurs une hypothèse qui, bien qu'entièrement opposée aux idées reçues, nous a, néanmoins, semblé mériter d'être énoncée.

M. Fournier, dans un travail qui est au-dessus de notre appréciation, a montré que la syphilis était souvent la mère de l'ataxie.

Cela étant, nous nous sommes demandé si un certain nombre au moins des arthropathies développées chez les ataxiques syphilitiques n'étaient pas l'effet direct de la syphilis, si en un mot elles n'étaient pas les filles de la syphilis au même rang de parenté que l'ataxie, au lieu d'être les petites-filles de cette diathèse par l'intermédiaire de l'ataxie.

Il existe, en effet, des malades chez qui des arthropathies graves se sont développées à une époque où les symptômes tabétiques sont peu développés ou même ne sont pas apparus.

Nous savons, il est vrai, que l'arthropathie ataxique est toujours un phénomène précoce, mais il faut bien qu'il soit suivi d'accidents tabétiques.

Enfin, dans les cas qui ont attiré notre attention, l'arthropathie n'a pas eu le mode de début classique de l'arthropathie ataxique.

Il n'y a pas eu ce début brusque sans prodromes avec gonflement énorme et rapide, avec œdème dur, non seulement de l'articulation, mais du membre tout entier, disparaissant ensuite pour laisser persister l'épanchement articulaire. L'observation qui suit est celle d'un malade chez qui les symptômes ataxiques sont contestables et qui a été bien des fois considéré comme ataxique par le seul fait de ses arthropathies, ce qui serait peut-être une erreur de raisonnement. Comme nous eussions pu nous laisser influencer par une idée préconçue, nous avons prié un de nos collègues les plus instruits en pathologie nerveuse, de vouloir bien examiner notre malade au point de vue de l'ataxie et nous avons noté les faits constatés par lui, qui ignorait l'hypothèse dans laquelle nous nous placions.

Ce serait donc là un cas d'arthropathie dite ataxique chez un syphilitique non ataxique. Si on pouvait trouver un cas de ce genre complètement indiscutable et le suivre assez longtemps sans que l'ataxie apparaisse, notre hypothèse se trouverait justifiée et il y aurait lieu d'ajouter aux formes de syphilis articulaire dont nous avons parlé, une variété déformante des adultes ou pseudo-ataxique, très rebelle au traitement.

Quoi qu'il en soit, cette observation n'est pas sans intérêt, non plus que celle qui la suit et que nous publions au même point de vue.

OBSERVATION XXIV.

R... (Victor), 39 ans, maitre-d'hôtel restaurateur ; il a été obligé à se tenir debout pendant fort longtemps et a eu souvent à supporter des veilles.

Son père est mort à 47 ans étouffé, obèse. Sa mère est morte de paralysie à l'âge de 67 ans. Elle aurait eu de temps en temps quelques douleurs dans les jointures.

Le malade lui-même, né à Paris, n'a jamais souffert des jointures avant d'avoir la syphilis.

Il a eu une fièvre muqueuse à 13 ans et pas d'autre maladie. Il a toujours un peu bu à cause de son métier.

A l'âge de 19 ans (en 1861), il eut un chancre sur la verge avec une couronne de chancres infectants et indurés qui a persisté trois mois.

Il fut régulièrement traité pendant trois mois avec des pilules de protoiodure. Il fit un deuxième traitement de trois mois par les pilules de protoiodure et ce fut tout.

Il a eu une syphilide miliaire, traitée à l'hôpital Saint-Louis par M. Cazénave (qui lui donna des bains sulfureux et des pilules de protoiodure) et à Palaiseau par M. Mores.

Il a perdu tous ses poils, y compris les poils du pubis et ses sourcils, qui sont entièrement tombés.

A cette époque il a eu des troubles de la vue qui l'ont empêché de lire et l'ont forcé à porter des conserves. Il a eu quelques maux de gorge. De 19 à 28 ans, il se serait livré à quelques excès et dit avoir été continent de 1871 à 1876.

Dès 1872 il a commencé à souffrir dans le genou et à éprouver des douleurs dans les tibias.

C'est il y a deux ans qu'il s'est aperçu que son pied devenait malade.

En mars 1881, M. Le Dentu lui a enlevé le 3e orteil gauche atteint de carie et nécrose. A ce moment et depuis, son pied s'est beaucoup enflé et sans qu'il puisse préciser en aucune façon le début de cette affection ; son pied a pris peu à peu l'aspect actuel.

Le 11 août 1882 il est entré à l'hôpital Lariboisière, salle Saint-Ferdinand, lit 12, service de M. Duplay.

La plante du pied porte au niveau de l'extrémité antérieure du 5e métatarsien un mal perforant très net.

Tous les os du tarse paraissent augmentés de volume. L'excavation astragalo-calcanéenne est entièrement comblée par une exostose développée aux dépens soit de l'astragale, soit du calcanéum.

La mesure comparative des deux pieds montre les différences suivantes :

Distance d'une malléole à l'autre mesurée à la partie antérieure = 17 à gauche ; 13 à droite.

Circonférence passant par le pli de flexion, le sommet du talon et la malléole = 36 1/2 à gauche et 32 1⁄2 à droite.

Largeur de la malléole interne = 5 à gauche et 3 à droite.

Largeur de la malléole externe = 4 à gauche et 2 1/2 à droite.

L'extension et la flexion du pied sont limitées et ne permettent au pied d'osciller que de 30 degrés.

La rotation de l'avant-pied sur l'arrière-pied est normale et facile, son étendue est plutôt exagérée. L'avant-pied n'est pas augmenté de volume, ce qui contraste avec l'aspect de l'arrière-pied.

Les orteils sont en extension exagérée sur le métacarpe ; leur 2e phalange est fléchie sur la première, ce qui leur donne une forme de griffe.

Le genou droit est malade. Le plateau tibial hyperostosé mesure

13 centimètres dans le sens transversal, tandis que celui du côté opposé n'en mesure que 10.

La circonférence du genou droit au niveau de la rotule est de 38 centimètres, tandis que celle du genou gauche est de 34 centimètres. Les condyles du fémur sont hyperostosés. Il y a un peu de liquide dans la synoviale.

C'est depuis trois ans que ce genou est malade ; il paraît avoir été plus volumineux à une certaine époque qu'actuellement, mais il n'a jamais empêché le malade de marcher.

Pendant les mouvements on y constate des craquements forts et nombreux.

Le coude gauche présente aussi des craquements. Les os de ce malade paraissent presque tous plus volumineux qu'à l'état normal.

Examen médical. — Père et mère non rhumatisants ; mal perforant depuis trois ans.

Pas de vertiges. Quelques maux de tête et quelques étourdissements depuis sa jeunesse.

Depuis dix ans, il a eu des douleurs de plus en plus fréquentes et presque continues ; elles étaient surtout localisées aux jambes, duraient pendant la nuit et semblaient perforer les os ou donnaient la sensation d'une balle perforant la jambe.

Quelques douleurs en ceinture. Pas de douleurs d'estomac ; pas de douleurs au fondement.

Il urine mal depuis quatre ou cinq ans, mais sans douleurs. (Il a eu plusieurs chaudepisse).

Voit bien clair. A eu par moments de la diplopie superposée.

C'est parce qu'il souffrait des jointures qu'il ne marchait pas bien depuis longtemps. Assez souvent il lui serait arrivé de tomber par manque de force dans les jambes.

Sensibilité parfaite (aux piqûres) si ce n'est dans une petite zone à côté du mal perforant. Sensibilité à la chaleur conservée. Lorsqu'on lui croise les jambes, ses yeux étant fermés, il sait très bien où elles sont. Quelquefois il lui est arrivé de perdre ses jambes dans son lit.

Réflexe testiculaire normal. Réflexe tendineux sus et sous-rotulien, mal à droite, semble un peu conservé à gauche, mais est presque aboli des deux côtés. Pas de trépidation spinale. Il avance et recule très bien les yeux fermés. Se tient très bien sur un seul pied les yeux fermés. Il tourne très bien les yeux fermés. Il sent bien le sol en marchant.

Lorsqu'il a fait un effort, il est moins sûr de ses mouvements et il a de la tendance à trembler.

De temps en temps il a des sensations de refroidissement au niveau des jointures.

Defontaine.   8

Cœur. — Roulement et frémissement présystolique. Pas de souffle à la pointe. Pas de lésion valvulaire à la base.

Poitrine. — Rien à noter.

Oreilles dures depuis cinq ou six ans. Il n'entend la montre qu'à 5 centimètres à droite et 8 à gauche. Par la transmission osseuse la montre s'entend mieux à gauche.

OBSERVATION XXV.

C... (Auguste), 49 ans, ciseleur en zinc, hôpital Saint-Louis, salle Sainte-Marthe, n° 20, mars 1881.

Antécédents. Il contracte la syphilis à l'âge de 20 ans (1852). Plaques muqueuses nombreuses surtout à la bouche. Traité par Ricord pendant trois mois, il prit des pilules (2 à 4 par jour) et après deux mois 1/2 de traitement il eut des exulcérations derrière les oreilles. Il dit n'avoir pas eu d'alopécie ni d'éruptions cutanées.

Il y a 15 ans il eut une carie de la phalangette du 3e orteil. Des fragments de cet os furent éliminés.

Son genou enfla peu à peu il y a environ dix ans et il dit que l'œdème aurait envahi une grande partie du membre inférieur. Ne pouvant plus marcher il entra à l'hôpital Saint-Louis dans le service de M. Péan. Il resta deux mois à l'hôpital et aucun traitement antisyphilitique ne lui fut donné.

A la même époque il se produisit des lésions du côté de l'articulation de la hanche. C'est à cette époque que paraît remonter le début des lésions présentées aujourd'hui par cette jointure.

Il sortit de l'hôpital en marchant avec des béquilles dont il a dû continuer l'usage. Vers la 27e année de sa syphilis, il y a environs trois ans il eut une lésion du maxillaire inférieur à la suite de laquelle un séquestre fut enlevé et il porte aujourd'hui, immédiatement derrière la symphyse, du menton, une perforation du plancher de la bouche. En même temps une lésion du 4e orteil gauche conduisit à le désarticuler. Il ne fut soumis à aucun traitement spécifique.

Quelque temps après, il eut à souffrir du genou droit, la marche devint très pénible ; il put néanmoins continuer à travailler debout quoiqu'obligé de se reposer un jour ou deux par semaine

Il y a quatre mois, il a commencé à apercevoir dans sa narine gauche une croûte qu'il fit tomber et qui se reproduisit plusieurs fois. Il en est résulté une ulcération qui s'est accrue notablement en étendue.

Etat actuel. — *Nez.* — On trouve à l'entrée de la narine gauche une large ulcération à bords non décollés et non saillants, légèrement indurés, à fond grisâtre recouvert d'une sanie blanche transparente. Cette ulcération envahit la partie supérieure de la lèvre ainsi que la cloison du nez dans une étendue de 2 centimètre carrés. Elle se prolonge un peu en arrière sur le plancher des fosses nasales et en dehors elle s'étend sur l'aile du nez. La lèvre supérieure présente elle-même du côté gauche un gonflement avec desquamation de l'épiderme. En un point elle porte une petite croûte jaunâtre.

Les ganglions sous-maxillaires droits sont nombreux et assez volumineux. A gauche on en constate seulement deux du petit volume.

Peau. — On voit sur les jambes, particulièrement au niveau du genou gauche, à la face externe de la jambe gauche, sur le dos du pied droit, quelques cicatrices arrondies, lisses, présentant une teinte cuivrée.

Genou gauche.— Pas d'épanchement articulaire. Le déplacement de la rotule dans ce sens transversal ainsi que les mouvements de flexion et d'extension produisent des frottements très sensibles au doigt. La rotule a 6 centimètres 1/2 de diamètre. Sur la face interne du tibia, au pourtour du condyle interne, existe une saillie osseuse à surface irréguliére et rugueuse.

Genou droit. — Il y a un épanchement articulaire considérable. La rotule est ballottante.

Au dire du malade, l'épanchement articulaire augmenterait beaucoup la veille des changements de temps. La rotule, très élargie, a 8 à 9 centimètres de diamètre transversal ; 5 1/2 de diamètre vertical. Les mouvements imprimés à la jointure font reconnaître le dépoli des surfaces articulaires.

Les condyles du fémur paraissent volumineux ainsi que ceux du tibia. Particulièrement au côté interne de cet os, on trouve des saillies irrégulières et anormales. Du côté externe, au-dessus de la tête du péroné, au-dessous de l'interligne articulaire et au voisinage du tendon du biceps, on constate un empâtement mollasse dans l'étendue de 3 centimètres sur 1 1/2.

On peut imprimer à l'articulation placée dans l'extension de légers mouvements de latéralité.

Hanche. — Le membre inférieur gauche paraît raccourci d'au moins 6 centimètres. Lorsqu'il pend librement, le malade se tenant sur la jambe droite, la déformation apparente n'est pas extrême ; il existe cependant une saillie considérable de la région fessière.

Lorsqu'au contraire le malade porte le poids de son corps sur le membre gauche, on voit le grand trochanter faire, en dehors et en haut de sa position normale, une saillie véritablement surprenante, en sorte qu'entre la saillie trochantérienne et la saillie de l'os iliaque existe une encoche profonde.

Le grand trochanter paraît, d'ailleurs, considérablement élargi. Pendant les mouvements de flexion de la cuisse, on voit se former une saillie à la partie postérieure et externe de la fesse.

La palpation montre que cette saillie est formée par une masse osseuse, arrondie, du volume d'une pomme. C'est bien certainement à la tête fémorale que l'on a affaire.

En effet, si on imprime au fémur des mouvements de rotation sur son axe, en se servant de la jambe fléchie à angle droit comme de levier, on voit que la tête osseuse qui fait saillie suit entièrement les mouvements du fémur et proémine davantage si cet os est porté dans la rotation en dedans.

L'adduction peut être portée à un degré extrême. On met facilement les deux fémurs à angle droit. L'abduction, au contraire, est plus limitée que du côté opposé.

Il y a lieu de penser qu'il existe une luxation iliaque du fémur avec néarthrose, ou mieux diverticule articulaire d'étendue considérable permettant des mouvements très vastes et le déplacement complet de l'os, de même que son retour à la situation normale. En effet, si, la situation des épines iliaques étant déterminée, on place les membres parallèlement à l'axe du corps et qu'on exerce sur le membre gauche une traction suffisante et un peu brusque, on le voit revenir à sa longueur normale en même temps que l'on perçoit un craquement. En un mot, la tête fémorale rentre dans le cotyle.

INDEX BIBLIOGRAPHIQUE

Hunter. — Traité des maladies vénériennes. Traduit par Richelot avec notes de Ricord, 1859.

Chomel. 1837. — Leçons de clinique médicale. — Rhumatisme et goutte, par Requin, Paris.

Ricord. — Traité pratique des maladies vénériennes, 1838, et Lettres sur la syphilis.

Richet. 1853. — Mémoires sur les tumeurs blanches, p. 249. — In Mémoires Acad. méd., t. XVII.

Crocq. 1853. — Traité des tumeurs blanches. — Bruxelles, 1853.

Davasse. — La syphilis, ses formes, son unité, p. 314.

Melchior Robert. 1861. — Nouveau traité des maladies vénériennes, p. 700 et suivantes.

Lancereaux. 1863. — In Mém. Soc. chir.

Belhomemet et Martin. — Traité de pathologie syphilitique et vénérienne, 1864.

Panas. 1865. — In Nouveau dictionnaire de médecine et de chirurgie pratiques, t. III, articles Articulations.

Gerin-Roze. — Union médicale, 1869, t. II, p. 780.

B.-H. Taylor. 1871. — American journal of Dermatologie and Syphil. Syphilis of the fingers.

W. Taylor. 1871. — Ibidem. — Deux cas de synovite du genou.

Alfred Fournier. — Leçons sur la syphilis, étudiée plus particulièrement chez la femme (1873). — Gazette hebdomadaire, 1868, p. 645.

Follin. — Pathologie externe, t. I, p. 715.

Parrot. — Arch. Phys., 1871-72. — Ibid., 1876. — Progrès méd., 1878. Progrès méd., 1880. — Communications dans divers congrès scientifiques, Clermont-Ferrand, le Havre, Londres. Ces divers travaux ont trait aux lésions osseuses de la syphilis infantile.

Verneuil. 1873. — Gaz. hebd., p. 22.

Lancereaux. 1873. — Traité de la syphilis, 2ᵉ édition, et leçons sur la syphilis, dans le journal l'Ecole de médecine.

A. Després. 1873. — Traité théorique et pratique de la syphilis.

Gressent, 1874. — Des manifestations tardives de la syphilis héréditaire.

Vaffier. 1875. — Th. Paris. — Du rhumatisme syphilitique.

Dauzat. 1875. — Th. Paris, n° 455, étude sur l'arthrite syphilitique.

J. Voisin. 1875. — Contribution à l'étude des arthropathies syphilitiques. — Th. Paris, n° 437.

I. Plateau. 1877. — Th. Paris, n° 469. — Etude sur les épanchements articulaires syphilitiques.

G. Bouilly. 1878. — *Thèse d'agrégation*. — Comparaison des arthropathies rhumatismales, scrofuleuses, syphilitiques.

V. Cornil. 1879. — Leçons sur la syphilis, p. 269.

Augagneur. 1879. — Etudes sur la syphilis tertiaire tardive. Thèse de Lyon.

Panas. — France médicale, 1879. Comptes rendus de la Société clinique.

Cottin. — France médicale, 1879. Comptes rendus de la Société clinique.

Toussaint. — Des arthrophytes et de leurs rapports avec les diathèses rhumatismale, scrofuleuse et syphilitique. Thèse 1881, n° 129.

Dureuil. — Contribution à l'étude des pseudo-tumeurs blanches syphilitiques tertiaires. Thèse 1881, n° 148.

Roussel. — De la syphilis tertiaire dans la seconde enfance et chez les adolescents.

Méricamp. — Contributions à l'étude des arthrophytes syphilitiques tertiaires. Thèse 1882, n° 325.

Schuller. — Des arthropathies syphilitiques. Archives de Langenbeck, 1882, t. XXVIII, et Gazette hebdomadaire, 1882, p. 725.

TABLE.

Paris. — A. Parent, imprimeur de la Faculté de médecine, rue Monsieur-le-Prince, 31,
A. Davy, successeur.

9 782016 195567